红医文化融入医学院校人文精神培育研究

于帆 著

U0353476

吉林大学出版社

·长春·

图书在版编目（ＣＩＰ）数据

红医文化融入医学院校人文精神培育研究 / 于帆著 . ——
长春：吉林大学出版社，2023.6

ISBN 978-7-5768-2611-1

Ⅰ.①红… Ⅱ.①于… Ⅲ.①医学教育－人文素质教育－
研究 Ⅳ.①R-05

中国国家版本馆 CIP 数据核字 (2023) 第 215495 号

书　　名　红医文化融入医学院校人文精神培育研究
　　　　　HONGYI WENHUA RONGRU YIXUEYUANXIAO RENWEN JINGSHEN PEIYU YANJIU

作　　者　于　帆
策划编辑　矫　正
责任编辑　赫　瑶
责任校对　范　爽
装帧设计　久利图文
出版发行　吉林大学出版社
社　　址　长春市人民大街 4059 号
邮政编码　130021
发行电话　0431-89580028/29/21
网　　址　http://www.jlup.com.cn
电子邮箱　jldxcbs@sina.com
印　　刷　天津鑫恒彩印刷有限公司
开　　本　787mm×1092mm　　1/16
印　　张　13
字　　数　200 千字
版　　次　2024 年 3 月　　第 1 版
印　　次　2024 年 3 月　　第 1 次
书　　号　ISBN 978-7-5768-2611-1
定　　价　68.00 元

前 言

P reface

　　医之大者，国民之期，社会之望。医生是社会健康的守护神，医疗行业也是社会风尚的重要引领者，对于社会主义核心价值观的弘扬和社会主义职业道德建设具有极为重要的现实价值。2020 年新型冠状病毒感染（简称"新冠"）疫情暴发以来，白衣天使们的"最美逆行者"形象，是广大医务工作者人文精神的集中展现。医学理论和实践发展都证明，"医学的最终目的是促进病患恢复健康，因而不能仅仅局限于处理疾病本身，还要更多地关注患者心理健康、社会适应良好和道德健康"①。中国特色社会主义进入新时代，随着全面建设社会主义现代化国家新征途的开启，广大人民群众对就医体验的需求和要求越来越高，而对医学人文精神的社会关注更是持续增强。医学生作为潜在的医者，正处在夯基固本的重要阶段与蓄力厚植的涵养期，医学院校人文精神培育对医学生厚植医德医风理念具有极为重要的支撑作用。全面提升医学生人文精神培育效果，既是党和政府的期待，也是医学生践行社会责任和使命担当的必然要求，具有极为重要的理论意义和深远的现实价值。

　　2020 年 8 月，习近平在中国医师节到来之际向全国广大医务工作者祝贺和慰问时指出："广大医务工作者要坚持人民至上、生命至上，崇尚医德、钻研医术、秉持医风、勇担重任，努力促进医学进步，为建设健康中国、增进人民健康福祉作出新贡献。"②表明了习近平对中国特色社会主义卫生事业的医务工作者们提出的高要求，也体现出中国共产党领导和创建红色医疗卫生事业的优良传统。2021 年 2 月，党史学习教育动员大会在北京召开。习近平出席会议并发表重要讲话，强调"要教育引导全党大力发扬红色传统、

① 唐财兴，康贤妹. 医学人文精神于和谐医患关系的构建 [J]. 中国医学人文，2021（07）：18.
② 中共中央党史和文献研究院. 习近平关于统筹疫情防控和经济社会发展重要论述选编 [M]. 北京：中央文献出版社，2020：186.

传承红色基因，赓续共产党人精神血脉，始终保持革命者的大无畏奋斗精神，鼓起迈进新征程、奋进新时代的精气神"[①]。中国共产党在团结带领全国各族人民进行革命、建设和改革的历史进程中，形成了中国人民独有的红色文化和精神。党中央历来十分重视文化建设，2021年9月，党中央批准了中央宣传部梳理的第一批纳入中国共产党人精神谱系的伟大精神，红色文化和中国共产党人精神谱系为新时代中国特色社会主义建设提供源源不断的精神动力。红医文化也是红色文化的一部分，是在中国共产党领导中国人民群众进行革命和建设的伟大实践中，在中国医疗卫生事业创建和发展的各个历史时期里，所形成的关于理想信念、价值取向、技术追求等多维度的优良传统。它产生于新民主主义革命时期，发展和定型于社会主义革命与建设时期，改革开放后又添加了新的时代特色，中国特色社会主义新时代又有了新的发展，它是中国共产党的宗旨和优良品质在医疗卫生工作上的体现。

红医文化的内涵包括政治坚定、技术优良、救死扶伤、艰苦奋斗以及人道主义。高校是传播和传承红色基因的重要载体，其中医学生是未来医务人员队伍的预备军，保持其思想的先进性是中国特色社会主义医疗卫生事业健康发展的精神基石。红医文化本身就是重要的医学人文教育资源，在很大程度上具有与医学人文相同的价值导向。当前高校医学生思想政治教育虽取得了巨大成就，培养了大批优秀的医务工作者，但同时，医学人文建设仍存在一些问题，比如，重视自然科学教育忽视人文科学教育、思想政治教育缺少针对性、重理论轻实践等，造成现今医学生思想政治教育难以完全达到预期效果。如果医学生的思想道德素养不过硬，不仅会影响他们未来择业就业和医德医风建设，而且会影响未来中国特色社会主义医疗卫生事业的持续健康发展。因此，需要将红医文化融入医学人文课程建设，培育医学生的人文精神，以期促进医学人文专业的完善与发展。学习红医文化，有助于坚定医学生的理想信念，提高医学生明辨是非的本领，指引医学生的思想向正确的方向发展，为今后的医务工作打好坚实的基础。所以将红医文化融入医学人文精神培育，加强其课程思政建设很有必要。

---

① 习近平. 在党史学习教育动员大会上的讲话[M]. 北京：人民出版社，2021：20-21.

红医文化是中国共产党领导全国各族人民探索马克思主义中国化过程中在医疗卫生事业方面所凝结的思想成果。把红医文化融入医学院校人文精神培育，对完成高校立德树人的根本任务具有重要的理论意义和现实意义。

　　理论意义在于，一方面，本书对红医文化的研究就是对医疗卫生事业精神层面的挖掘和整理，归纳中国医疗卫生事业在革命与建设过程中的思想结晶，为其理论化和体系化做出贡献，同时丰富了红色文化和思想政治教育的内容；另一方面，红医文化理论是对红色文化的创新，为红色文化的研究开拓了新视野，它是从医疗卫生事业的视角对红色文化进行再研究。

　　现实意义在于，为中国医务工作者队伍输送医德高尚的人才，为医疗卫生事业的持续健康发展提供思想后盾。一方面，红医文化既能丰富医学生思想政治教育的内容，也能创新医学生思想政治教育的载体，还能开拓医学生思想政治教育的途径，为医学生思想政治教育提供了新思路；另一方面，红医文化是中国共产党在对医疗卫生事业探索过程中留下的精神财富，是马克思主义中国化在医疗卫生事业方面的优秀成果。让学生接受红医文化的熏陶，有利于提升医学生建立高尚的医德医风，为医学生传导社会主义核心价值观，引导学生始终坚持社会主义现代化发展方向，坚定社会主义的正确道路。

　　基于此，本书从红医文化的内涵体系入手，阐述红医文化融入医学院校人文精神培育的合理归因；以马克思、恩格斯"人学"理论、中华优秀传统文化的人文思想、中国共产党人的人文精神相关理论以及红医文化的历史渊源为理论指引，深入剖析医学院校人文精神培育的现状，充分分析红医文化融入医学院校人文精神培育存在的问题及成因，为探索红医文化融入医学院校人文精神培育落实到实践的有效路径提供现实参考；通过对北美、欧洲、亚洲医学人文教育总体情况和部分院校经验事实进行比较研究，分析综合、归纳演绎、分类类比、排劣扬优，吸取外国教育中的成功经验和失败教训，作为本土医学人文教育改革的有力借鉴，进而揭示医学人文教育的发展特征、规律和趋势，为构建适合本土教育决策和教育改革提供依据和参考；进而从基本内容和拓展内容两个角度提出构建红医文化融入医学院校人文精神培育的内容体系，从目标与对策两个层面提出红医文化融入医学院校人文精神培育课程体系的构建；最后，在遵循全面性原则、契合性原则、协同性原则、增益性原则和渐序性原则下，探讨红医文化融入医学院校人文精神培育的有效路径，包括：提升红医文化融入医学院校人文精神培育的意识、优化红医文化融入医学院校人文精神培育的环境、提高人文师资队伍建设、构建课程思政教学、形成评价反馈环路。本书为医学院校医学人文教育教学、思想政治教育教学提供一定的理论与实践参考。

在本书撰写的过程中，借鉴、引用、参考了大量国内外学者研究的成果，对红医文化、红医精神、医学人文精神培育的概念梳理、培育内容的构建、培育途径的探讨等方面都受益匪浅，在此笔者对这些学者们致以最衷心的感谢！但受自身知识结构、学术功底、研究能力及学术视野所限，书中肯定存在诸多瑕疵与纰漏，若在引用、总结学者们研究的结果中有不当之处，真诚地恳请相关学者、作者与读者谅解！

于帆

2022 年 12 月

目　录

C_{ontents}

第一章　红医文化融入医学院校
人文精神培育概述

习近平多次强调要"用好红色资源"[1]，"把红色基因传承好，确保红色江山永不变色"[2]。医学院校应担负起立德树人的责任，重视红色资源，尤其是红医文化资源在育人方面的独特功能，发挥好思想政治理论课（以下简称"思政课"）的主渠道作用，依托载体来有效赓续红医精神。

红医精神是在中央苏区时期，中国共产党领导军民进行医疗卫生实践中形成的。红医精神具有鲜明的特点，与医学人文在价值导向上具有一致性。将红医精神有效融入医学院校人文精神培育，是医学类高校立德树人的重要举措，对于医学院校大学生树立正确的价值观、培养奉献担当等优秀品质有着积极的作用。

一、红医文化概述

红医文化是中国共产党领导人民在创建卫生健康事业过程中创造的具备强大生命力和优秀基因的文化体系，是红色革命文化、医疗卫生文化、医学教育文化的统一体，对其解读要从历史逻辑、理论逻辑、实践逻辑、价值逻辑、整体逻辑的角度出发，对培养新时代的医务工作者具有重要的教育意义。

（一）红医文化的内涵体系

红医文化是革命时期红色医疗卫生领域的特色文化体系，是中国革命

---

① 习近平. 论中国共产党历史 [M]. 北京：中央文献出版社，2021：262.
② 习近平. 论党的宣传思想工作 [M]. 北京：中央文献出版社，2020：29.

文化的一部分，其兼具历史革命特点和时代医疗色彩，具备丰富的体系内涵、厚重的历史价值和宝贵的教育资源，是民族优秀文化、红色革命文化、医疗救治文化、医学教育文化的融合，对红医文化的内涵理解需要以解构和重构的思维角度、坚持部分和整体结合的方法，红医文化的词面构成及内涵可以从以下三个角度分析。

1. 红医文化的"红"

这是红医文化区别于一般性医疗文化的特殊品质：一方面指其诞生和发源有特定历史色彩和特殊意义，红色喻指革命始于法国大革命时期，后在苏联影响下，红色成为共产主义运动的符号和代表，中国共产党诞生后，领导了新民主主义革命，作为世界无产阶级革命的一部分，依据这一传统，将红色作为革命象征和旗帜颜色。秋收起义之前，毛泽东同志就指出要"坚决的树起红旗"[①]。在会师井冈山之后，按照党中央指示将党的革命军队统一称为中国工农红军，有了红色革命和红色军队，就需要红色医务人员，在苏区"反围剿"时期，应当时战斗需要，决定通过自办医学教育培养自己的医务人员，毛泽东同志要求培养政治坚定、技术优良的红色医生，"红医"第一次出现在我党历史上[②]。因此，"红医"最初主要是对革命医务人员的简称，一方面是指革命历史时期，在党的领导下，具备革命信仰、活跃在战斗一线、护佑军民生命健康的红色医生，其中具有党员身份的医务工作者是其中坚力量和主要代表；另一方面是指红医文化的政治属性，即红医文化本质上是红色文化的一种，是我党带领人民进行革命、建设、改革的文化谱系中的一员，是发源于革命年代关于医疗事业建设发展，医护人员保护培养，保障军民生命健康的文化系列和精神族群的统一称呼，是一个包含理想信念、政治品格、优良作风、革命传统、宗旨意识、价值追求、人文情怀、创新精神、路线规定、制度建构、措施落实、设施建设等多维一体的思想体系、精神体系和文化体系。红色基因特质决定了红医文化不是单纯的医疗卫生服务、医学科研和医学教育活动，其服从和服务于

---

① 中共中央文献研究室. 毛泽东年谱（1893—1949）：上卷 [M]. 北京：中央文献出版社，1993：212.

② 温金英，张爱萍. 红色基因在大学生思想政治教育中的传承研究 [J]. 短篇小说（原创版），2015（26）：69-70.

党和人民革命、建设、改革和健康事业的需要，其指导思想是马克思主义，其领导集体是中国共产党，其根本宗旨是为守护人民生命健康服务，其文化归属于红色革命文化，是我党先进文化的一部分，是我党领导人民在推进马克思主义中国化过程中的意志、宗旨、性质、立场、理念、实践等在医疗领域的具体体现，是拥有鲜明政治属性的意识形态。

2. 红医文化的"医"

指的是红医文化的职业属性，即红医文化具备医学领域特征，也就是除了政治属性和革命操守之外，其还体现了专业技术、职业素养和医学伦理的医疗文化内容和精神追求，在坚持正确的政治路线、革命信仰和人道主义关怀的前提下，聚焦于军民生命健康、医疗卫生事业、医学教育领域、医护人员群体，是中国共产党带领广大医务人员在革命时期捍卫军民健康，同疾病伤害战斗的文化，是医学教育的重要资源和医务人员的战斗成果，是革命时期医疗战线的文化体现。红医文化的"医"，其革命历史色彩主要体现在四个方面：一是医疗设施文化，主要是战地医院、卫生院遗址，如福建长汀的福音医院、闽西红军医院、中央红色医院、中华苏维埃共和国医院等救治场所文化；二是医学教育文化，主要是红医学校、红医教育场所，如中国工农红军军医学校、中国工农红军中央看护学校、八路军卫生学校等教育教学文化；三是以医务工作者的典型人物及其精神气质、先进事迹等为代表的集体文化，如贺诚、彭真等我党分管卫生的老一辈革命家，如傅连暲、江一真等医务人员及国际友人白求恩等，他们共同构成了革命的医疗建设、医疗教育和医务工作者群像文化；四是医疗文献、文物文化，革命文物承载党和人民英勇奋斗的光荣历史，记载中国革命的伟大历程和感人事迹，是党和国家的宝贵财富，是弘扬革命传统和革命文化、加强社会主义精神文明建设、激发爱国热情、振奋民族精神的生动教材。[①] 这部分包括各个历史时期存留的各种文献、文物，如文本、图片、声像及各种承载红医文化的物件，也包括后来整理、出版的研究成果，如报告、文章、专著及挖掘发现的红医文物等。

---

① 习近平对革命文物工作作出重要指示强调 切实把革命文物保护好管理好运用好 激发广大干部群众的精神力量 [N]. 光明日报，2021-03-31.

3. 红医文化的"文化"

意指红医文化除了政治属性和医疗属性之外，还具备一般文化属性，即具备共通性、普适性和赓续性，作为一种延承至今的文化与生续之地强相关。首先，物质形态的红医文化包括留存和传续下来的红色医疗卫生历史遗址、遗迹、遗物及纪念馆、博物馆、展览馆、文献记载、图片、影像等物质性文化资源，也包括经过历史演变至今仍继续使用的医疗场所和医学院校，它们的院史和校史文化的物理资源也属于物质性的红医文化，是红医文化的固化形态、承载基础和重要内容，是红医文化的物质文明。物质形态的红医文化相对稳定和容易保存，记载和再现了真实的红医文化历史，不仅是缅怀先烈、重温历史、文化熏陶的重要载体，也是红医文化教育和思政教育的重要资源，特别是实践教育的重要资源。其次，制度形态的红医文化指的是我党在各个历史时期制定的关于革命医疗卫生事业的相关政策、方针、规章、条例、法令、措施等制度性文化，是红医文化的政治文明。制度形态的红医文化是红医文化形态体系的传导环节，将物质形态和精神形态联结，是物质层面的延伸和精神层面的外显，是我党医疗卫生工作制度性建设和规范性建设的成果，昭示了我党坚持科学助医、依法治医、依规促医、依制建医的理念和实践，体现了我党在革命、建设、改革各个历史时期对制度建设和制度治理的规范遵循、历史传统和革命创新。最后，精神形态的红医文化指的是包括信仰、追求、情操、宗旨、态度等元素在内的精神体系，是红色革命精神、医疗职业精神、医学教育精神的统一体，是科学精神和人本精神的统一体，是红医文化的精神文明。如果说物质性文化是基础形态，制度性文化位于中间形态，那么精神性文化则处于上层观念形态，是红医文化的凝练浓缩、价值坐标和方向指针，在整个红医文化体系中处于灵魂地位。红医文化的精神性形态，集中体现了我党的目标宗旨、性质作风和初心使命。[1]精神形态的红医文化为党和人民的伟大事业提供思想引领和价值导航，是我党和广大医护人员为预防和治疗精神病毒而做好的意识形态领域的"防控战"，是守护人民生命健康与思想健康创制的"精神疫苗"和"免疫抗体"。

---

[1] 孙帮寨. 论红医精神及其时代价值 [J]. 赣南医学院学报，2020（12）：1288–1293.

红医文化的三方面内涵是有机统一的，"红"赋予了其政治属性、服务宗旨、原则使命，"医"印刻了其领域特色、职业符号、伦理情怀，"文化"造就了其体系性、广延性、通适性。作为一种党和人民创造的，并不断继承和发扬的先进文化体系，除了红色属性、医疗特性、文化共性及特定年代和历史内容，还需同国家、社会、民族的发展进步事业相结合并融入其中。即红医文化之所以能够诞生和延续就是因为其应革命事业需求，与革命实践结合，故红医文化不仅仅专限于其原本含义、固滞于革命年代，其与时代结合演变为接续的、贯通的、一体的红色卫生文化或红色医疗文化。在进入新时代后，红医文化就必须融入新时代中国特色社会主义伟大事业。成为既有历史积淀又有时代创新的思想力量、精神力量和文化力量，就需要持续地提炼新内涵、总结新经验、赋予新价值、开发新功能、讲述新故事、呈现新形象。

（二）红医文化的解读逻辑

红医文化作为一种诞生在革命年代并一直延续至今且随着时代实践发展而不断传承创新的文化，其解读维度就必然拥有了历史逻辑，就必然拥有理论指向，就必然回到现实和指导现实工作，也就有了实践意义和价值属性，同时作为文化体系就需从其内部要素、本体与外部文化的关系做整体分析。

1. 历史逻辑

红医文化的历史逻辑主要回答"经历了什么、做过了什么"的时间线程问题。红医文化诞生于中央苏区时期，发展于长征过程，延续于抗战时期，丰富于解放战争时期，继承于新中国成立后的建设时期，发扬于改革开放新时期，创新于中国特色社会主义新时代，因此红医文化的诞生、发展、丰富、传承、创新的历程是我党领导人民的革命史、战"疫"史、思想史、建设史，是中华民族从站起来、富起来到强起来的民族复兴史，尤其是针对重大疫情、疾病、灾难、战争、损伤的应对史、战斗史，是一部我党革命为民、执政为民、建设为民、卫生为民的历史，也是一部为支持革命、建设、改革、守护人民健康的保卫史，还是我党的医务工作者在不同时期坚持同疾病伤痛战斗，不断学习、培育人才、创新实践的职业史和专业史，同时也是将中国特色的革命卫生事业发展与提高民众卫生素养、改变不良生活习惯相结合的卫生运动史、群防群控史和全民预防史。毛泽东同志于1933年指出："发动广大群众的卫生运动，减少疾病以至消灭疾病，是每个乡苏维埃的责任。"①在新冠肺炎疫情（现改为"新型冠状病毒感染疫情"）防控斗争中，习近平也强调大力开展爱国卫生运动。②

2. 理论逻辑

红医文化的理论逻辑主要回答"是什么、怎么样"的问题。红医文化是党领导医务人员在革命年代、和平年代、新时代战斗实践的经验提炼、成果总结、思想表达和理念象征。红医文化是我党创造性地将马克思主义基本原理同中国革命实际、建设实际、改革实际、卫生实际、教育实际等相结合诞生的理论成果，是马克思主义中国化实践的重要组成部分，是我党带领人民特别是医务人员不断进行实践创新、感性升华和理论创新的产物，是中国特色的医学文化理论，其内容的描述是红医理论与红医实践的持续结合和不断革新。从红医文化中提取出"政治坚定、技术优良、埋头苦干、救死扶伤"③的红医精神，就成为红医文化思想意旨的集中表达，因此挖掘红医文化、学习红医文化，最系统的是红医文化理论，最具指导实践意义的还是红医文化理论，理解和学习红医文化，要从理论逻辑出发，不能满足于红医文化氛围的感受营造，止步于红医文化资源素材的收集整理，停留于表面浅层的红医文化感性认知和情感触动，这样红医文化就失去了抽象性和普适性，无法上升到系统育化和理性思悟层面。红医文化的宣扬、教育、学习都需要遵从文化上升为理论的逻辑，要加强对红医文化的学术研究和深度研究，提升红医文化的学理性和专业性。

3. 实践逻辑

红医文化的实践逻辑回答的是"做什么、怎么做"的问题。红医文化作为一种文化体系是党领导人民在革命年代创建的、在推进人民医疗健康事业中诞生的，其来源、发展、转化的实践历程与我党领导人民的革命实

① 毛泽东文集：第1卷[M]. 北京：人民出版社，1993：310.

② 习近平在统筹推进新冠肺炎疫情防控和经济社会发展工作部署会议上的讲话[N]. 光明日报，2020-02-24.

③ 郭秀芝，宗继光. 传承"红医"精神 培养白衣天使[J]. 中国卫生人才，2020（10）：17-20.

践、建设实践、改革实践、卫生实践同行不悖并互通互融。从归属上来讲，红医文化实践属于红色文化实践，也属于我党和人民的历史实践、思想实践、时代实践。故红医文化的学习、解读、宣传要放到中国革命斗争实践中，放到党的自我革命和建设实践中，放到改革开放的实践中，放到党关爱人民健康的实践中，放到推动健康中国的实践中，特别是放到新时代中国特色社会主义现代化的伟大实践中。红医文化依照和遵循的革命斗争规律、改革建设规律、卫生文化规律、教育教学规律都是党和人民在革命、建设、改革等重大实践中探索和总结的，离开了实践逻辑就无法回答红医文化为什么诞生、为谁诞生、如何诞生、经历了什么、做了什么、正在做什么、未来怎么做及红医文化强大的生命力和传承力的实践动因等一系列重要问题，也就无法对红医文化的延展、创新、发扬、践行进行有效的实践建构，红医文化就会仅存历史意义而丧失时代价值，仅有文化理论影响而缺乏社会现实指向，只有在实践中红医文化才能继承不守旧、创新不忘本。红医文化精神的内化要融入广泛的实践中，如学习实践、职业实践、生活实践、社会实践等，将红医文化实践历程与理论逻辑结合，将红医文化精神学习与主动践行结合，将自身实践与时代实践结合，无论是红医文化的历程阐发，还是现实转化，都需遵从实践逻辑。

4. 价值逻辑

红医文化的价值逻辑回答的是"为谁服务、有哪些服务"的问题。红医文化的价值审视要以发展的、动态的、辩证的思维视角，从两个维度来解读：一是红医文化的本体价值即需要回答的首要和核心问题是"为什么而生、为谁而生"的问题。红医文化的红色基因特质决定了其是我党先进文化的重要组成部分，深刻而鲜明地体现了人民至上、生命至上、为民服务的宗旨理念。红医文化与红色革命共生，与党和人民事业同行，将保卫人民生命健康作为使命，这就决定了红医文化的价值使命、奋斗初心，体现了其先进性、革命性、人民性的价值。二是红医文化的功能意义，作为应实践需要诞生的文化体系，对于革命建设、医疗事业、医学教育都具备价值意义。红医文化在其发展过程中开创了党和人民自己的医疗事业，庇护军民健康，为革命事业提供卫生保障，推动了医疗教育，培养了红色医务人员为后来革命斗争、和平建设、改革开放及新时代的卫生健康事业打下了基础。红医文化作为一种巨大生命力的优秀文化，早已突破原本的地域和领域局限，拥有穿越时空、弥合间隔、普遍适用的价值意义，不仅具备历史价值，还具备时代价值；不仅具备思想理论意义，还具备现实实践意义。

5. 整体逻辑

红医文化的整体逻辑回答的是"怎么看待红医文化、以什么视角对待红医文化"的问题，除了前述的由历史、理论、实践、价值等构成的整体性逻辑之外，对待红医文化还需要对其内、外及相互关系做整体性考量：一是从红医文化的本身来看，红医文化虽打上地区符号、特定时期、某一群体的印记，但从发展历程的纵向出发，不断赋予其新的内涵、价值、功能；从覆盖广度的横向来看，关照更多群体、领域、地域，这就把各个历史时期、地区和群体的红医文化汇成一体，研析梳理成体系性的红医文化，这样红医文化才能将特定寓意和特殊标志的红医文化片段融为整体，形成跨越时空限制，具备长久和宽泛影响力的红医文化体系；二是红医文化的解读不能仅仅满足于对其内涵的阐发和界定，还要探讨和摸索其理念思路、内容形式、方法手段及与思想政治教育和医学人文教育、医学伦理教育等围绕落实立德树人根本任务的新模式、新实践，将红医文化的理论研究和实践应用结合，内涵挖掘和精神宣教结合，媒介建构和载体创新结合，机制优化和方式再造结合；三是跳出红医文化，在更高、更大的视野中来理解红医文化，而不是囿于红医文化本身，导致内涵窄化、价值局限、功能减弱，应将红医文化置于红色文化、中华民族优秀文化、革命文化、社会主义先进文化，将红医精神嵌入红色精神、民族精神、时代精神、党的百年奋斗历程中理解和解读，才能规避红医文化沦为小众文化的窘境，而具有了民族、国家、时代文化的整体性意义。

（三）红医精神的内涵与价值

1. 红医精神的内涵

红医精神是在中国新民主主义革命中产生的伟大成果之一，是井冈山精神、长征精神、延安精神在医疗卫生领域的特殊表现。经过革命的洗礼，逐渐凝练出了政治坚定、技术优良、救死扶伤、艰苦奋斗等内涵。红医精神对我国新民主主义革命成功起了重要作用，并且在新中国成立后对我国医疗卫生事业的发展也有重要的推动作用。改革开放以来，随着我国经济发展，在和平与发展的国际大环境下，我国医疗卫生的内部、外部环境与革命时期相比已经有了长足的进步，对于医疗团队的建设也有了全新的要求。尤其是进入 21 世纪之后，在两场重大抗疫斗争——2003 年"非典"（SARS）疫情和 2020 年新冠肺炎疫情中，红医精神的内涵得到了进一步扩展，医护人员充分彰显了新时代医疗团体的责任担当。为了遏制新冠肺炎疫情蔓延，4 万余名医护人员逆行而上。在这些医护人员身上充分体现了艰苦奋斗、技术优良、救死扶伤、政治坚定的红医精神。

（1）政治坚定

政治坚定是红医精神最鲜明的特征。红医精神产生于中国共产党对土地革命的实践探索过程中，其出发点就是为了最广大人民群众的利益，带有鲜明的政治性。政治坚定是红医精神对于医生最基本的要求，也是早期红色医生用切身行动表现出来的优良品质。将政治坚定放在红医精神的首位，就是为了确保我国医务人员树立正确的世界观、人生观、价值观，就是为了阐明医生是人民的医生这一基本问题。

（2）技术优良

技术优良是对医务人员重要的专业要求。革命早期，我们的医疗卫生水平十分低下，人民群众的生命安全不能得到保障。面对这种情况，迫切需要一批技术优良、医术高超的医务人员。土地革命时期，中国共产党为了建立一支医生队伍，做出了巨大努力，在革命根据地建立了多所红色医院以培养优秀医学人才，出版了以《红色卫生》为代表的专业性书报以普及医疗卫生知识，极大地提高了当时医疗卫生人员的技术水平，同时对于技术工作上的思想问题进行专门划分讨论，这些措施大大加快了一支技术优良的红色医生队伍的成型。[①]

（3）救死扶伤

救死扶伤不仅是我国自古以来对于医务人员的职业要求，更是红医精神的内涵之一。在革命时期，红色医生平日积极对群众的伤病进行治疗，

---

① 孙帮寨，曾新华. 论抗日战争时期中国共产党的医疗卫生实践与红医精神 [J]. 赣南医学院学报，2019（07）：748–752.

战时冒着枪林弹雨，为工农红军战士提供积极的援助，待病人如亲人，挽救了无数军民的生命。此外，红色医生还对受伤战俘一视同仁，不仅在生理上予以治疗，而且在精神上也予以尊重，在古田会议上作出的要将被俘士兵医治好并发放路费送回的决定，充分体现了救死扶伤，实行革命的人道主义精神。①

（4）艰苦奋斗

艰苦奋斗是红医精神延续至今的基础。革命时期，医疗卫生事业落后，红色医生面临着没有器械、没有场地、没有技术人员、没有资金的窘迫局面，艰苦奋斗，自行研发器材、研究医学技术，以祠堂、废旧医院、教室为场地，开展医学技术的研发与传授。红色医生用他们的艰苦奋斗精神克服了当时的困境，为我国医疗事业的蓬勃发展打下了基础，提供了经验。

（5）人道主义

新中国成立后，医疗卫生仍然处于较低水平，虽然不再有战时对于医疗队伍的急迫需求，但是其他疾病，如艾滋病、癌症等挑战接踵而来。为了我国医疗事业的持续发展，我国医务工作者充分发挥红医精神，刻苦钻研病理，盘根溯源，对多种疾病研制出了全新的治疗方法，对世界医学进步做出了不可磨灭的贡献。此外，在当今时代，我国医疗水平已经处于世界前列。在世界性疫情面前，我国医生不惧艰险，不仅为其他国家提供药物援助，还挺身而出，支援他们的医疗工作，充分发扬了国际人道主义精神。

2. 红医精神的价值

红医精神诞生于血与火的革命年代，是中国共产党革命文化和社会主义先进文化的有机组成部分，其价值取向、道德规范和精神气质蕴含着丰富的育人价值。

（1）红医精神是丰富党建工作内容的重要资源

红医精神是党的优良作风在医疗行业的集中体现，对新时代共产党员具有感召、引领、示范和激励作用。一是对党忠诚。在红色卫生队伍中，起初有基督教徒、被俘的国民党军医、中医药个体工作者等，但经过革命教育和战争洗礼，绝大多数都成长为医德高尚、技艺精湛、有坚定共产主

---

① 刘善玖，钟继润. 中央苏区卫生工作史料汇编 [M]. 北京：解放军出版社，2017：19.

义信仰的红色医生。抗战全面爆发后，战线辽阔，交通不便，医药物质匮乏，红色卫生人员不仅刻苦学习，提高医疗技术，而且自觉参加思想培训，明确卫生工作的政治意义，养成了坚强的意志和定力。二是思想纯洁。中国共产党在革命战争年代制定了《卫生运动纲要》《卫生防疫条例》《中国工农红军优待条例》和《红色战士伤亡抚恤条例》等，既体现了马克思主义卫生工作的原则、立场和方法，又使卫生人员认识到卫生工作对于抗战事业、军队战斗力及根据地人民健康的重要意义，进而明确卫生工作绝不是单纯的技术工作，而是新民主主义革命的重要组成部分。三是联系群众。红色医务工作者坚持"一切为了伤病员""一切为了军民健康"，不顾个人安危，治病救人，救死扶伤，赢得了广大军民的拥护和爱戴。新时代发扬红医精神，就是要始终保持党同人民群众的血肉联系，牢记全心全意为人民服务的根本宗旨，坚持党的群众工作路线，不断加强和改进党的作风建设。

（2）红医精神是推进健康中国建设的思想利器

红医精神形成于革命战争年代，艰苦的条件和恶劣的环境磨砺了红色医生的革命意志，是鼓舞新时代平安中国、健康中国建设奋发有为的力量。一是不怕牺牲。在革命战斗中，红色医生临危不惧，到前线抬背、医治伤病员。这种以生命赴使命、用大爱护军民的壮举是激励健康中国建设昂扬奋进的精神动力。二是艰苦奋斗。红色医务人员在艰苦环境中白手起家，建立医院和医务学校，创办卫生材料厂；自主采集研发药品，开展卫生防疫运动，树立了红色医疗卫生事业不朽的丰碑。这为新时代贯彻落实党的卫生健康工作方针，创造条件、迎难而上、扎实推进健康中国战略提供了强大思想武器。三是公平正义。中国共产党不仅为根据地军民伤病员治病，也为俘虏治病，体现了马克思主义平等、公平思想和共产党人包容博爱的伟大胸襟。弘扬红医精神，就是要不断宣传贯彻马克思主义平等、公平观，促进社会公平正义，培育和践行社会主义核心价值观，让公平正义在医疗卫生领域蔚然成风。

（3）红医精神是激励中医学创造性转换的力量

红色医生诞生于中国传统医学濒临消亡的关键时刻。在南京国民政府通过废除中医案时，中国共产党已开辟农村革命根据地，通过探索中西医相结合，传承弘扬中医药文化，推进传统中医创造性转化。一是重视中医。中医有几千年的临床经验。千百年来，中华民族生生不息，绵延赓续，中医药发挥了重要作用。在革命战争年代，红色医生利用山地丰富的中草药资源，发挥传统中医学辨证论治的优势，积极开发和研制中药，用大蒜、艾叶灸穴位治疗疟疾，采柴胡、葛根、桔梗治感冒，挖黄芩、蒲公英治疗腹泻等。这些医疗实践，不仅治愈了伤病员，而且传承了中医学。二是中西结合。中国共产党非常重视西医。1929 年 3 月，红四军首次入闽解放长汀城，伤病员即由当地福音医院医治。① 是年 6 月，红四军在上杭创办闽西红军医院，继而该院发展成为拥有 300 多名医生、护士的福建省军区后方总医院。② 中国共产党同等重视中医、西医，为红色医生探索中西医相结合提供了宽松的政治环境。中华人民共和国成立后，毛泽东号召西医学习中医，鼓励西医用科学方法研究中医，从而促进了中医学的创造性转化。③ 三是形成新医。毛泽东指出，中国应有一个医，不应该长久的有两个医，西医名称是不妥当的，应有唯物辩证的一个医，即"把中医中药的知识和西医西药的知识结合起来，创造中国统一的新医学新药学"④。这就把中西医相结合思想从防病治病的目标，推向了创造新医学的伟大战略目标。

（4）为培养优秀医学人才提供教育资源

近年来，党和国家对医疗卫生领域的重视程度越来越高，习近平也指出："要将保护人民健康放在重要位置。"⑤ 作为保护广大人民群众生命安全的主体，医务人员队伍建设直接影响我国医疗卫生事业的发展。加强医务人员队伍建设，尤其是医学生群体的义务感、使命感、责任感成为决定我国医疗卫生领域走向的决定性因素。医学生作为我国医疗队伍的后备力量，未来医疗部队的主力军，他们的思想道德教育至关重要。红医精神是以我国革命时期红色医生的行为作为参照，综合多种革命精神凝练而成的

① 李经纬，梁峻，刘学春. 中华医药卫生文物图典 [M]. 西安：西安交通大学出版社，2016：289.

② 蔡鸿新. 闽太中医药文献选编 [G]. 厦门：厦门大学出版社，2014：30.

③ 孙隆椿. 毛泽东卫生思想研究丛书：上 [M]. 北京：人民卫生出版社，1998：544-545.

④ 孙隆椿. 毛泽东卫生思想研究丛书：上 [M]. 北京：人民卫生出版社，1998：540.

⑤ 习近平. 把保障人民健康放在优先发展的战略位置 着力构建优质均衡的基本公共教育服务体系 [N]. 人民日报，2021-03-07.

伟大革命意志，是当代医学生最需要学习的一项标杆。红医精神为我国医学教育提供了生动翔实的教育素材，重构当前医学教育体系的实践情景和公共向度。医学教育应以红医精神为借鉴，对医学生进行思想道德素质培养，打造一支面对困难能够做到艰苦奋斗、面对外界诱惑能够保持坚定意志、面对专业研究能够精勤不倦、面对患者病痛能做到技术优良的优秀医疗队伍。

（5）为塑造良好职业素养提供借鉴模板

红医精神是我国革命时期无数红色医务工作者用自己的血与汗、青春与生命塑造的精神丰碑，老一辈红色医生在国家危亡之际挺身而出，救死扶伤、无私奉献，他们的伟大事迹对于医疗卫生领域的工作人员而言，则是职业素养的行为标杆，是新时代的医德要求。新时代医疗工作者虽然比革命时期有更好的物质条件，但更应当抱有艰苦奋斗、博极医源、信仰坚定的精神，才能为我国建设社会主义现代化提供有力的后援。红医精神对于医务工作者来说，是一份强大的精神力量与行为标杆，能够有效带动我国医疗工作者的研究热情，坚定医疗工作者以国家命运、人民生命、世界和平为使命的信念，推动我国医疗卫生事业的发展。以红医精神为新时代医疗卫生职业的道德标准，对于我国与世界各国携手合作，应对多种困难与危机，共建人类命运共同体有着重大意义。

二、医学院校人文精神培育概述

（一）相关概念界定

1. 医学人文精神概念界定

在一定意义上说，医学人文精神是人文精神在医学领域的一种观念和理论延伸，而医学人文精神的实践性，一方面与生俱来于医学的诞生和医学的发展；另一方面则来自现代医学进步所引发的各类非生物学问题对人文回归的强烈诉求，其实这两个方面是同一发展过程的两个阶段或两个侧面。医学是人类健康与生命的捍卫者，是最富有人文精神的学科。医学以人为研究对象，它以自然科学的方式来表达人文情怀。有学者对医学人文精神给出了表达不同的定义，但是这些定义的内涵是基本一致的："医学实践中的人文精神表现为医学的人道精神、人文的批判精神与独善的人格精神。"① 医学人文精神是"伴随着医学科学本质特征和医疗执业的理性知觉，是医学科学和医疗服务的价值目标的理性提升，其核心内容是对人的生命尊重与敬畏。它是建立在人类关爱生命的基础上，并在医疗实践活动中坚持以人为本的精神"②。医学人文精神是医学的灵魂。"对于医学人文精神内涵应从广义与狭义两个角度加以理解，广义上是指固化于人脑中的医学人文价值观念；狭义上是指对于人类生命的敬畏与关爱以及对于人类身心健康可持续发展的关注，医学的发展始终以人类的最大利益为前提。"③综上，医学人文精神是一种永恒信仰和理想对历史和传统的超越，伴随着医学科学和医疗实践活动的发展而发展。"敬畏生命""人道主义、博爱、仁慈"和"与人为本"是医学人文精神的基本内涵。医学人文精神既是一种职业理性自觉，也是一种对医学人文本质追求过程的认识和情怀。

2. 人文关怀与医学人文关怀

"关怀"是与医学人文、医学人文精神密切相关的重要概念。一般意义上的人文关怀，是指在生活实践中始终体现和维护人的天赋人权、生命尊严、平等权利、人格尊重的思维方式、行为方式和情感方式。人文关怀注重人的生存状况、肯定人的价值和尊严，其内涵是与人道、人权、人性、自由、平等、博爱等概念紧密联系在一起所建立起来的观念和价值选择。

可以说，医学就是人类为关怀自身而创造出来的一个知识和实践领域，抛开社会卫生保健制度的建构和运行带给社会成员具有医学人文意义上的"关怀"，我们姑且可以将这种"关怀"看作广义的、体现着社会对人的关怀能力的"医学人文关怀"；那么狭义的"医学人文关怀"则是指在医疗实践活动中医方对患方的具体"关怀"行为。在实际的医疗活动中，无论在医学发展的哪个历史时期，无论医疗技术发展到什么程度，无论在临床上哪个科室采用什么方式诊断治疗，一般来说，任何医疗活动都应该体现医者对患者的关怀。医学因"关怀"而诞生，也因"关怀"而进步，但

① 贺达仁. 技术医学时代与高扬科学、人文精神 [J]. 医学与哲学，1996（11）：568.

② 杜治政. 守住医学的疆界 [M]. 北京：中国协和医科大学出版社，2009：65.

③ 宫福清，戴艳军. 正确认识医学人文知识与医学人文精神的关系 [J]. 自然辩证法研究，2012（05）：103.

是医疗活动中的"关怀"通过"诊治—人文"两者的一体化渠道实现，缺少了专业医疗技术和手段的"关怀"，只有在医疗活动的特殊情况下才是有意义的。比如，安宁疗护，临床专业手段对患者生命已经回天乏力、对彻底丧失生命质量甚至是负值的病人照护等。在这种情况下，医疗技术手段已经处在维持病人生物学生命的阶段，病人这种状态下的"生命"同时体现为一种死亡过程，是与死亡交织的人生终点阶段。人文关爱处在"治疗—人文"过程的前端，临床治疗手段转换为一种维持或支持手段。在能够采用医疗手段对病人诊治的任何环节上，人文关怀都不可或缺，哪怕只是通过医者的一言一行而体现。医者对处在艰难或困难阶段的病人及其家属给予情感、心灵抚慰乃至鼓励，都是人文关怀的体现，即诊治技术与"人文"是临床活动中须臾不可分的并行手段，换句话说，关怀是医学的本质和核心，关怀是一种具有治疗作用的专业性关怀。[①]

3. 新时代医学生人文精神培育

新时代对医学生人文精神培育的呼唤来自满足人民日益增长的美好生活需要。客观来说，"特别在人类进入到文明社会之后，人体的器官、骨骼、肌肉、组织、细胞和脉络并没有发生突出而明显的变化，一两百年和我国几十年的医学基础教学内容和传统的教学方式，潜移默化地使医学专业的教育变得有章可循"[②]。人体生理结构的稳定性能够使医学知识的传播也变得系统、规范和经验化。既要着眼于专长性的医学知识学习，也要着眼于与病患沟通的技术技巧，既要解决病患的病痛之苦，也要增强包括病患在内的广大人民群众的就医获得感。医学生人文精神的培育是我国优秀传统文化对医者仁心仁术要求的新时代表现，是医学院校把"培养什么人、怎样培养人、为谁培养人"的根本问题与解决新时代社会主要矛盾紧密结合的内在要求。医学院校需要时刻铭记习近平总书记对高等教育立德树人的嘱托、期望和期待，结合培养医学领域人才的根本遵循和总要求，坚持致敬生命、救死扶伤、仁爱至举的使命和担当，认认真真学习医学知识和

① 杨咏. 文化自觉：医学人文素质教育发展的价值资源 [J]. 医学与哲学（人文社会医学版），2009（07）：65-66.

② 荣桦，余珊. 论高校医学专业学生专业素质和职业素质的培养 [J]. 思想战线，2010（12）：232.

医学本领，认认真真对待病患之痛，努力成长为党和人民需要的医学人才，成为广大人民生命健康的守护神。新时代医学生人文精神培育具有非常丰富的科学内涵。新时代医学生人文精神培育面临着新时代的场域，这是中国所面临的一个不同以往的时间节点，既含有"世界百年未有之大变局"的形势，关涉着中华民族医学现代化新征程的顺利迈进、中华民族伟大复兴医学梦的顺利实现和中国特色社会主义医学医药的发展方向，也含有着党、国家和人民对医学的期许和发展新要求，这就客观要求医学生要涵育人文精神，就是要教育医学生在诊疗关系中，把患者放在最重要的位置，以同理心对待，尊重患者。由于医生与患者的特殊关系，医生是施救方，患者是被救方，这样一种地位的悬殊，就要求医方具有更多的人文精神、使命感和奉献精神，从患者的切身利益出发，帮助和救治患者，不仅包括患者的身体疾患，还包括患者所受的精神苦难。本书立足于思想政治教育学科，结合医学生作为潜在医者的职业发展，做出概念界定：新时代医学生人文精神培育，是指在医学教育、科研和临床中，通过知识传授、环境熏陶和自身实践等多种方式，将医学人文精神和优秀传统医学文化融入对医学生知识、能力、观念、情感、意志等多种因素的培养和提升，结合中国特色社会主义进入新时代广大人民群众的期许，打造医学生致敬生命、救死扶伤、仁爱至举的使命和担当，形成与当今社会和医学发展相适应的高尚的道德情操和稳定的内在品质，使医学生塑造成长为党和人民需要的医学人才。

（二）医学院校人文精神培育的主要功能

医学院校，作为一般意义上的大学，同样具有人才培养、科学研究、社会服务和文化传承创新四方面的功能。但作为特殊意义上的专业院校，其更承载着守护健康和保障生命安全的重要职责，在这样的境遇中，医学生人文精神培育被赋予了更多的意义。医学生人文精神培育在医学人才培养过程中具有非常重要的地位和极为重要的价值，发挥着不可替代的功能，其不仅能够促使医学生内修自我，也能够在此基础上推进医学生福泽他人和奉献社会。医学生人文精神培育的主要功能描述的是人文精神培育对经济社会发展和人民福祉改进与提升的作用。一般来说，医学生人文精神培育主要包括以下功能。

1. 导向功能

人文精神是对人类普遍存在的公共价值或主流社会价值的确认，描述的是对人的价值、理想、命运、幸福等内容的关切和关注，是国家物质文化和精神文化的升华与浓缩，是中国优秀传统文化和社会主义先进文化的精髓所系，是被现实社会所接纳的普遍意识，代表着一定的公共意识、社会共识和主流价值观。加强医学生人文精神培育是对党史、国史、改革开放史和社会主义建设史的拓展，具有鲜明的代表性和导向性。医学生人文精神培育本身就是代表着一定的公共性的推广和宣传，其导向功能主要体现在两个方面：一是对培育相关者引导。人文精神在一定程度上为医学相关者确立了明确的价值目标，"宣扬什么""赞誉什么""提倡什么"都内蕴其中，牵涉其中的医学院校领导、教师、学生，乃至相关的从业者都会受到来自人文精神的溯及和附着，能够引领和带动相关者为了实现共同的目标而奋斗。二是对社会民众的引导。人文精神自身所具有的公共属性也能够为社会民众提供引领和带动，这主要是因为医学相关者的良好品质和言行示范，抑或是社会上所普遍认同的"医德"的内容能够为社会公众提供良好的榜样效应，能够调动大家为了向善、向好、向美提供引领作用，"只有在医学人文精神的指导下，医学才能摆脱对生物医学技术的偏爱，让医学忠于其最初的使命，即人道地关怀他人。强调医学人文教育，促进医学科学精神与医学人文精神的融合，已成为我国医学教育亟待关注的课题"[1]。

2. 协调功能

人文精神是由一系列话语旨要构成的价值目标体系，医学生人文精神培育的目的是促使受众，尤其是医学生变得更好。在医学生人文精神培育的过程中，由于多维主体对一切关涉美好事物、美好情感、美好品德的宣教和加持，每一个个体都在其中得到一系列的美好体验，而在主体内部之间、主体和主体之间、主体和外部事物之间都实现了或达成了某种协调，这种协调主要包括以下三种：一是主体内在的自我协调。关涉医学在内的每一个个体都是一个具体的、独立的行为者，而每一个个体的情绪情感和

① 于双阳，崔瑞兰. 医学人文精神培育的价值及实践路径 [N]. 中国人口报，2020-05-15.

言行态度都会在不同的环境中表现出不同的状况。在人文精神的感召下，由于每一个个体都在美好的体验中感受着"美好""善良""关爱""正直"等人间可贵的品质和品格，每一个人都在这种熏染中有所启迪、有所教化，调整自我的心态、言行，即便做不到"事事为他人着想"，但能够深切理解为别人着想的重要性。在这其中，个体得到了人文精神所需要的"那种人"的期待，个体实现了内在的自我协调。二是主体之间的协调。如果好人足够多，那么社会也一定会变得更为美好。在人文精神的感召下，主体和主体之间的交流和沟通被更多地播下了"善良"的种子，只要是两个或多个善良人之间的交流或互动，即便是有矛盾、有困惑，那么解决起来也会变得简单，而不是使事情变得更复杂、更糟糕。三是主体和外部事物的协调。心是善的、心是美的，所为之事都是善的，所为之事都是美的，个体的情绪情感被美好事物填充之后，在行事上就会表现出足够的优雅和豁达，也能够在主体和外部事物之间建构一种平顺、流畅的关联和互通，进而实现主体和外部事物的协调。

3. 改善功能

人文精神培育不仅是一种宣告性的符号定位措施，还是一种改善人文精神所附着的人群活动的积极力量。通过人文精神培育，发现社会活动领域尤其是医疗卫生领域或医疗卫生实践构成中的矛盾和纠结，指导、调适和督促相关主体及时调整，不断总结经验、创新方式方法，进而提升医药卫生工作效能。医学生人文精神培育在培养医学医药人才的过程中，既能够促使医学生输出优良的"医德医风"，也能够促进社会对"医德医风"的学习。医学生或所要从事医生职业的人们代表着社会公德中最为重要的一个维度，医学生乃至医生所进行的医疗医药行动肩负着神圣而光荣的使命，承担着救死扶伤的社会责任，其要旨就在于保障和实现广大人民群众的生命安全和健康守护，或者正在努力迈向这个目标，在美好的人文精神感召下，通过医学生或医生个人的善言、善行去带动和示范行为，引导广大人民群众在个体美好的医疗医药体验中去了解医学医生、认知医学医生、感悟医学医生，强化对医疗卫生事业或医务人员的理解，厚植对医疗卫生事业或医务人员的尊重。简单说，就是在人文精神的整体感召下，无论是医学生，还是与之相关联的群体都在发生着向好性变化，人们都能够设身处地为他人着想，都能够积极主动地为填充这种美好而努力，每一个人变得更积极、更愿意为他人贡献自己，各种社会关系都在融洽、互助和相互尊重中进行，社会尤其是医疗领域的问题和矛盾就会得到足够的改善，进而推进社会的和谐进步和国家的长治久安。

4. 凝塑功能

人文精神对社会主体具有一定的凝塑功能。每当人文精神被社会主体所接纳、所践行之后，作为社会共识性的人文精神就会化为一种联动器和塑造机，能够促使社会主体增强正向力、感染力和凝聚力，进而激发社会主体的干劲和热情。众所周知，推进社会主义医学现代化新征程是一项伟大的事业，需要一定的公共精神、先进文化、人文价值等的推进，医学生人文精神培育能够为广大医学生提供坚实的人文素养支撑，能够为医学生成长成才厚植人文根基。面向未来，推进中国特色社会主义现代化建设新征程，医学医药卫生事业发展更需要广大医学工作者努力耕耘。这客观要求身居其中的每一个个体都应当有所坚持、有所精进、有所创造，激励推动和弘扬人文精神，为实现中华民族伟大复兴中国梦做出个人的努力和贡献。对于医学生人文精神培育而言，就是要引导广大医学生厚植悲天悯人、家国天下、心系苍生健康的情怀，坚持以人民为中心，坚持以人民健康和生命安全守护为己任，推动社会，尤其是医疗卫生事业的快速发展和高质量发展，更好满足广大人民群众的就医体验，使广大人民群众生活变得更为美好。对于医学生而言，人文精神培育一方面可以引导广大学生积极建构新的人文感知和人文素养，着眼于社会的期待、人民的期待和患者的期待，调适医学生的行为实践，为社会、人民和患者创设更为优良的就医环境，为形成和谐融洽的医患关系奠定良好的基础和条件；另一方面医学生人文精神培育可以促使医学生及其相关群体克服自身不足，不断改进和优化自己的言行，谨慎对待自己的言论和行为，使之更好地符合人文精神的内蕴要求，进而创设一种基于社会共识、基于社会满意角度的意识、思维和观念体系。

（三）医学院校人文精神培育的重要意义

1. 医科大学生自身全面成长成才的需要

大学生在成长的过程中会受到各种世界观、价值观影响，面对复杂多变的局势，"面对学业、情感、职业选择等多方面的考量"，[①] 有些大学生在人生观和价值观上出现了迷茫和失落。尤其是医科大学生，面临的是人的健康与生命，肩负的是救死扶伤的神圣使命，在这一特殊的行业中，医科大学生不但应具备高于其他职业者的职业素养，更应具备仁爱意识和高度的责任感。人是世界上最复杂的事物，而医生所面临的和所服务的对象就是这世界上最复杂的事物——人，只有全面地研究人，全身心为人民服务，才是成为一名"好医生"的首要条件。人一旦生病，内心都趋向名医或者有名的诊所，因为名医有丰富的经验和医学知识，并且能治好病人的疾病。但只具备高超的诊疗技能和丰富的经验还远达不到"名医"的标准，要成为"名医"还应具有关心人、关爱人的人文关怀精神。没有过硬的医疗诊治技术，人文关怀精神就是无本之木、无源之水；但只有冰冷、生硬的医疗技术，缺少人文关怀，不但有悖于生物－心理－社会医学模式的趋势，更不能提供高质量的医疗诊治服务。但目前，有些医科大学生受到各种社会思潮的影响，不但出现了学习、择业上的功利化倾向，而且也出现了个人利益至上的趋势，应具备的仁爱、至善、包容、责任等人文关怀的优秀品质，也受到严重挑战。

尽管医科大学生的道德、理念从主流上看是健康、积极向上的，但在全球化时代、信息大数据时代、各种思潮相互激荡的时代，部分医科大学生出现了职业情感淡薄、仁爱精神欠缺、沟通情怀缺位、人文素养薄弱等现象。自古以来，医学与人类生命息息相关，不但具有哲学和伦理学属性，而且具有医学层次的伦理性、哲学性认识，医学不论怎么发展都脱离不了哲学、伦理学对它的指导作用。恩格斯曾说过："要想占据科学的制高点，就一刻也不能没有理论思维。"[②] 而这一思维的发展和培养"除了学习以往

① 习近平在北京大学考察时强调：青年要自觉践行社会主义核心价值观 与祖国和人民同行努力创造精彩人生 [N]. 人民日报，2014-05-05.

② 中共中央马克思恩格斯列宁斯大林著作编译局. 马克思恩格斯选集（第3卷）[M]. 北京：人民出版社，2012：875.

的哲学"，^①目前别无他法。哲学研究的是宇宙人生的根本问题，是追求智慧之学，且具有普遍性和派别之分，"是人生立身处世所必须具有的有理想信念之学"。^②希波克拉底不但是一位伟大的医生，还是一位哲学素养颇高的名师，"或者说他首先是一位哲学家"。^③因为受哲学思维的引导，希波克拉底才创造了一种全新的医学，才使希腊医学登峰造极，更是培养出许多才华非凡的医生。

正如任何先进的科学技术在给人类带来福音的同时，也给人类带来某些负面效应，同样医学科学技术的高速发展在向人们展示高、精、尖的仪器诊疗设备时，在给人们带来器官移植、克隆技术的成功与试管婴儿诞生的喜悦时，在维护人类健康、诊治人类各种疾病时，也给人类和人类的生存环境带来诸多弊端。由于医学的特殊性，医护人员在具备科学精神的同时必须具备人文关怀精神，两者相辅相成、相互渗透、相互促进、缺一不可，是现代医学的两翼，共同促进现代医学的发展与深入研究。明朝裴一中在《言医·序》中认为"才不近仙，心不近佛者"，宁可种田织布，也绝不能步入行医的行列误事害人。希波克拉底也指出："医生的岗位就在病人的床边"。^④伴随着现代医学科学技术的迅猛发展，人类对生命、对健康有了更新的诠释，对生活质量和生存质量提出更高的要求。人们在享有先进的医疗诊治设备与技术减轻、缓解或治愈自身生物躯体的同时，越来越关注医学的最终价值和目的，越来越追求自身价值的体现和人格尊严的彰显，越来越渴望在医疗实践中能得到医护工作者在心理、情感、精神上的抚慰、支持、关怀和帮助。

对医科大学生进行人文精神的培育，是将这一精神的实质和内涵嵌刻在学生的精神和思想上，这不仅有助于学生不断发展、提升和完善自我，使自己从"自在"步入"自为"的状态，而且还能促使学生自觉地追求"真、善、

① 中共中央马克思恩格斯列宁斯大林著作编译局. 马克思恩格斯选集（第3卷）[M]. 北京：人民出版社，2012：873.

② 张尊超，刘黄. 师道师说：张岱年卷 [M]. 北京：东方出版社，2013：367.

③ 希波克拉底. 希波克拉底誓言：警戒人类的古希腊职业道德圣典 [M]. 綦彦臣，编译. 北京：世界图书出版公司北京公司，2004：15.

④ 希波克拉底. 希波克拉底誓言：警戒人类的古希腊职业道德圣典 [M]. 綦彦臣，编译. 北京：世界图书出版公司北京公司，2004：10.

美",自觉地去维护、关切人的尊严、价值、命运,自觉地维护好自身与他人、与社会、与自然的良好关系。医学从本质上讲是"仁学",医术从实质上讲是"仁术",医者从源头上讲是"仁者",医学被认为是最具人文关怀精神的学科。希波克拉底说:"医学是一门艺术,医生犹如一名工匠,具有丰富的经验和知识是'名医'所具备的重要素质。"①然而仁爱之心却是"医学艺术的真谛"②。医生是最富含人情味的职业,因为它面对的是人、是人的生命、是人的健康,是关乎人切身利益的。作为"仁者",在具备科学精神的同时,必须具备人文关怀精神,只有这样才能使自身德才兼备,才能真正实现自身全面的发展。因此,对医科大学生人文关怀精神的培育,不仅使理论的研究与实践中的教育相得益彰,更有利于培养技术高超且具有仁爱精神、沟通情怀、至善心理、慎独精神、敬业精神的新型医学人才。

2. 医科大学生职业良知生成的需要

"良知"是伦理实践的出发点,修身的目的在于用"良知"去拒斥自己在意志行为中恶的意向并实施自己善的意向。"良知"之说,始自孟子,孟子认为道德是人生来就有的天性,《孟子·尽心上》提道:"人之所不学而能者,其良能也;所不虑而知者,其良知也。"所谓"恻隐之心,仁之端也;羞恶之心,义之端也;辞让之心,礼之端也;是非之心,智之端也。"董仲舒在这一基础上发展成为"五常",即仁、义、礼、智、信。王阳明生前对自己一生的思想总结为"致良知"。良知不但赋予万物得以存在的价值和意义,而且只有具备此良知的人才能肩负起协理万物的责任。"致良知"是王阳明在"心即理""知行合一"的思想上提出的贯通天人、贯通体用的概念,"一是不断地向至善的道德本体的复归,以达到极致;二是以道德认知和判断为依据,加以实行"。③良知具有至善性与普遍性,为人们的道德实践提供了内在依据和保证,同时良知又具有相对性和具体性,以防道德主体的膨胀和虚无。"致良知"的实质就是通过发挥、扩充、实现仁爱之心,去反思自我、反思人的贪欲,杜绝对万物的过度取用,使万物各就其位,各随其性。王阳明在《王阳明全集》中论述道:"心者,身

① 希波克拉底. 医学原本 [M]. 李梁,译. 南京:江苏人民出版社,2011:2.
② 希波克拉底. 医学原本 [M]. 李梁,译. 南京:江苏人民出版社,2011:55.
③ 郭齐勇. 王阳明的坎坷人生与思想智慧 [N]. 光明日报,2016-05-19.

之主也，而心之虚灵明觉，即所谓本然之良知也。"进而阐明"良知即天理"，天理就是道德纲常伦理；"良知是至善"，至善至美的博爱、仁爱思想；"良知是睿智"，即明辨是非善恶的能力；"良知是准则"，即判别是非善恶的准则；"良知即自觉"，即约束行为礼节的自觉性。"人之初性本善"，孟子和王阳明强调的一样，都认为良知的本能意向和与生俱来。然而，这种先天的认知和情感若不加以呵护和持守，则可能被私欲所蒙蔽。《孟子·告子章句上》所言："操则存，舍则亡。"谢灵运在《游南亭》中写道："我志谁与亮，赏心惟良知。"良知表现为根据人的内在情感体验、道德信念对行为的一种价值判断力，特别是在大是大非面前，就需要"良知"这一道德评价的形式做出正确的指导。持守良知，把持住底线，就可去除遮蔽良知之物，得心中良知本体。

习近平指出："各行各业都要有自己的职业良知，心中一点职业良知都没有，甚至连做人的良知都没有，那怎么可能做好工作呢？"[①]康德也指出："我们内心的法则叫作良心。良心的本质就是把这法则应用于我们的行动。"[②]在实际工作中，有良知就有敬畏之心，就能知荣辱、守道德，就能尽职责、不懈怠，就能弘扬浩然正气。良知是判断是非善恶的基本标准，是人们在长期社会生产、生活的实践中形成的一种判断是非善恶的基本标准和共识。符合人民群众的良知认同，就能得到人民群众的认可；反之，就会遭到社会的谴责和非议。良知是职业道德的底线，良知是职业道德的保障，呵护良知就能坚守住道德底线。对于治病救人的医务工作人员来说，面对病痛、生命和个体，应以尊重生命、以人为本、崇尚伦理、坚守道德底线至上，以人的健康和生命为中心、为重心，舍弃私利和杂念，尽职尽责为人类的医疗卫生健康事业发挥自己的职业良知。作为医科大学生，对职业良知素养的构建和践行，显得尤为重要。

希波克拉底指出，医生掌握着病人的生命，所以"宁可图名，不可图利，方为良医"。[③]为医者是天下最具仁心仁爱的职业人，医者是仁爱之士，对

① 习近平. 论坚持全面依法治国 [M]. 北京：中央文献出版社，2020：47.
② 伊曼努尔·康德. 论教育学（附系科之争）[M]. 赵鹏，何兆武，译. 上海：上海人民出版社，2005：48.
③ 希波克拉底. 希波克拉底文集 [M]. 赵洪钧等，译. 北京：中国中医药出版社，2007：69.

患者不仅应一视同仁，还应尊重、关怀、帮助病患。医务工作者在诊疗病患的生物躯体时，更应关注患者的心理和精神，所谓"快乐是通往健康的唯一渠道"，人健康的心理状态和积极乐观的精神状态往往能达到事半功倍的效果。古往今来，作为一名良医，首先具备的素质之一是行医的良知。医者是"救人生命""活人性命""不计其功，不谋其利"①的仁者，不论是"神农……尝百草之滋味"②，还是"治病既愈，亦医家分内事也……如病家赤贫，一毫不取，尤见其仁且廉也"③，都表现出医者不为名利，一心普救含灵之苦的优秀品德。虽然"医虽为养家，尤须以不贪为本"，但为医者都应做到"去贪嗔，用药但凭真实心"④，只有如此，不计名利，不为钱财，单凭良心治病救人，才不愧于内心的良知。

目前，高精尖的仪器和设备被引入医疗行业后，对人类疾病的诊断和治疗起到重要的作用，但同时也导致了医患沟通被各式各样的化验所取代，排队3小时看病2分钟的现象普遍存在，"望闻问切"逐渐被各类的化验结果所取代，很多医者只看化验单不看人就下医嘱、做诊疗方案，该现象越来越普遍。大处方下使患者"用车拉药"的现象屡见不鲜，患者支付高额设备诊断费用更是司空见惯，这一切的背后，都是"利益"二字在驱使。当然，医者亦为人，也要养家糊口，也要提升生活质量，但虽为养家"尤须以不贪为本"。医者所肩负的责任和使命非常人所能想象，但"君子爱财取之有道"的心理暗示，确实是医者良知在内心的指引。对医科大学生来讲，从医的职业良知就是让其时刻谨记，对待每一位患者要对得起自己的良心，在扪心自问时感到问心无愧，对得起代表纯洁、神圣的白大衣，无愧于"治病救人"的誓言和口号。

3. 医科大学生科技与人文情怀融合发展的需要

自然科学与社会科学的研究对象不同，一个是无生命无意识的自然界，一个是有意识有能动作用的人类世界，⑤人类和人类社会及其两者的价值和

① 袭信. 龚廷贤医学全书 [M]. 北京：中国中医药出版社，1999：1401.

② 丘详兴. 医德学概论 [M]. 北京：人民卫生出版社，1990：12.

③ 李極. 医学入门 [M]. 南昌：江西科学技术出版社，1988：1382.

④ 曾世荣. 活幼心书 [M]. 天津：天津科学技术出版社，1999：3.

⑤ 龚育之. 科学与人文：从分隔走向交融 [J]. 毛泽东邓小平理论研究，2004（01）：14-26.

命运是社会科学研究的领域和范畴。社会科学的存在和发展，不仅引领自然科学的发展方向和使科技成果呈现"善"的一面，同时担负着科技与人文两者间的沟通、交融和结合的重任。不仅"美国的麻省理工学院和加州技术学院的理科学生都在接受一种严肃的人文教育"，[①] 而且近年来我国的大学改革把一些单科或多科的高校或大学，办成包括理、文，甚至法、商的综合性大学，其初衷就是促使文、理的沟通和结合。医学不仅属于自然科学领域，更是涵盖了人文社会科学领域的重要内容。科学技术的发展促进医学的进步，这一点毋庸置疑，但紧靠科技的发展而忽略"人性"和"人文性"，医学也不会有长足的进步。针对医科大学生而言，只具备扎实的专业知识和临床技能远远不能成为一名合格、出色的医务工作者，重要的是在人文关怀精神的指引下，在医学中注入人性关怀，才能实施医学的最初目的和完成医学的价值使命。对医科大学生进行人文关怀精神培育的过程，正是向其验证、使其信服科学技术不论发展到何种地步，必须在人文的引领下，否则科技"恶"的一面就会远远大于"善"的一面，给人类和社会带来巨大的灾难。例如，二战期间，纳粹分子对犹太人的毒气残杀和日本帝国主义 731 细菌部队对中国人的活体实验，这些都是科学家们所奉献的恶的"科技成果"。

　　科学与人文间的论争由来已久，斯诺提出"两种文化"的课题，又一次引起学界众说纷纭。[②] 斯诺经常置身于自然科学家和文学知识分子这两大精英之间，亲身经历了这两大群体间互不理解，甚至在不了解的情况下还互相厌恶或憎恨，"他们都荒谬地歪曲了对方的形象"。[③] 文学知识分子认为科学家意识不到人的处境，是浅薄的乐观主义者；而科学家则认为文学知识分子反对知识，只把思想局限在存在的瞬间。至此，斯诺所讲的"两种文化"指的是以物理学为特征的自然科学代表的文化和文学知识分子代表的文化，而两种文化的冲突即指的是自然科学与人文社会科学之间的冲突。斯诺呼吁两大精英，应就人类前途的共同问题和高度的人文关怀达成

① C. P. 斯诺. 两种文化 [M]. 纪树立，译. 北京：生活读书新知三联书店，1994：66.

② 龚育之. 科学与人文：从分隔走向交融 [J]. 毛泽东邓小平理论研究，2004（01）：14-26

③ C. P. 斯诺. 两种文化 [M]. 纪树立，译. 北京：生活读书新知三联书店，1994：4.

共识，同时指出："技术具有两面性：行善和威慑。"①技术同时给人类带来福和祸，而只有技术本身才能反对技术带来的恶果，人们在了解技术和科学的基础上，应该形成一种共有文化，以区别技术能做的与不能做的事情，以有效预见技术带来的善或是恶的各种可能性。其实在这里，斯诺认为技术本身是反对技术恶果的"唯一武器"并非妥帖，科技本身在与人、社会、自然进一步协调的发展中，或许会逐步消除早先的技术恶果，虽然科技本身是"不可或缺的武器"，但人类还有并驾齐驱的人文的武器和法制的武器。

不仅斯诺认为科技具有福和祸的两面性，居里也曾指出镭的发现给自然科学带来新突破的同时，也极有可能给人类带来灾难。居里指出："人们可以自问：认识自然的秘密是否于人类有益？"②诺贝尔发明的炸药，帮助人们做出许多惊人的工作，但若落入战争狂人的手里，给人类带来的将是无尽的灾难，因为人类还没有成熟到利用科技只是为了造福人类的程度。作为控制论的创始人维纳也指出，一门新科学的出现同样"具有为善与作恶的巨大可能性"。③全球挑战基金会发布的《2016年全球灾难风险报告》中指出，在全球风险中人类面临的最危险的因素有："人工智能、核战争、自然流行病以及气候变化。"④科学技术的进步确实给人类带来福音，但没有伦理和道德引领下的科技将是人类的灾难。智能机器人的出现不仅将人类从某些特殊岗位中解脱出来，而且也推动了人类社会的进步和发展，目前许多国家将智能机器人应用到军事领域，特别是自主杀人机器人LAWS（Lethal Autonomous Weapons Systems，致命性自主武器系统）的研发，在国际上再次引发科技与人文的大讨论。这些杀人机器人一旦被用于战场，后果将不堪设想，我们既无法约束机器人行为，又无法控制它们保护人类和服务于人类，因为连"阿西莫夫的机器人定律写入系统代码都做不到，这些道德准则更是无从谈起"。⑤更何况，在没有伦理道德准则控制下的杀人机器人，一旦被恐怖分子盗取甚至使用，那么这一科学技术带给人类的

① C.P.斯诺. 两种文化[M]. 纪树立，译. 北京：生活读书新知三联书店，1994：315.
② 艾芙·居里. 居里夫人传[M]. 左明彻，译. 北京：商务印书馆，1984：223-224.
③ N.维纳. 控制论[M]. 郝季仁，译. 北京：新华出版社，1997：847.
④ 刀文. 请为机器人戴上"镣铐"[N]. 光明日报，2016-05-29.
⑤ 让-保罗·德拉艾. 杀人机器人：危险不科幻[N]. 徐寒易，译. 光明日报，2016-05-29.

将是无穷的灾难。目前，一些国家的民众不仅抗议杀人机器人的研发，一些有道德和伦理准则的科学家也停止了进一步研究，因此，并非所有先进的科学技术都有利于人类的发展，一切科学技术必须在道德和伦理的引领下才能更好地服务于人类和社会。这正如马克思所说的"生产力中也包括科学"，[①]科学技术在促进生产力的同时，"却不得不完成'非人化'"[②]，因为它在肯定科技存在的必要性和必然性的同时，也对其带来的异化进行积极的扬弃。医学出于其特殊性，对两种科学的属性兼而有之，而医学高等院校是沟通这两种文化的重要场所，不但要传授学生专业知识和技能，更要培育学生人文关怀精神，不但使学生认识到知识与技能是必备的，人文关怀精神更是一名医务工作者所应该具有的，因为医学不但是一门自然科学，更是一门人学，属于社会科学领域。

4. 树立"大健康"观念，推进健康中国建设

"没有全民健康，就没有全民小康。"[③]全民健康是实现"两个一百年"和中华民族伟大复兴的健康基础。全民健康是一个系统工程，不仅涉及健康生活和环境、健康服务和保障，更涉及医疗卫生领域内分级诊疗、全民保险、药品供应、三一联动等医药卫生体制改革的方方面面。尤其是医疗卫生领域内的医务工作者，是实施这一工程的主力军，他们的医疗技术、自身修养、责任担当、对病患的关怀程度是推进健康中国建设的重中之重。

医学发展到今天，患者除了需要医疗设施设备及药物对躯体的治疗外，心理疏导和对生命的终极关怀对患者的疾病治愈和健康同样是必不可少的。医患关系不能仅靠精湛的医疗技术就能顺利维系，它更需要医务人员对患者心灵上的抚慰、心理上的疏导、精神上的支持，以构建和谐包容的医患关系，共同战胜疾病。医科大学生人文精神的培育，将直接影响医科大学生的道德素养和人文素养的养成，这不但有利于其将来在工作中的自身心理和情绪的掌控和调节，更有利于改善目前紧张的医患关系，树立"大健康"

① 中共中央马克思恩格斯列宁斯大林著作编译局. 马克思恩格斯全集 [第 46 卷（下）][M]. 北京：人民出版社，1980：211.

② 何中华. 重读马克思 [M]. 济南：山东人民出版社，2009：24.

③ 习近平在全国卫生与健康大会上强调——把人民健康放在优先发展战略地位 努力全方位全周期保障人民健康 [N]. 人民日报，2016-08-24.

观念，助推健康中国建设。

人文精神是在一定的生产关系下逐步产生和发展起来的，人文关怀精神作为一种价值取向，属于上层建筑，势必要受到经济基础的一定制约。一定的经济基础不仅需要具有强制性的政治、法律制度等以外在的形式规范人们的行为，同时更应有能论证政治、经济制度合理性的意识形态，使人们"自觉自愿"遵守现行的制度和秩序。人文关怀精神作为一种文化精神、一种观念形态，不仅具有传递人类文明、规范人们行为的作用，更具有凝聚社会力量的重要作用，这正是作为意识形态反作用于经济基础的结果。既然意识能指引社会活动，那么人文关怀精神也必然通过人的实践活动，对社会发展起着一定的重要影响。

人文精神是认识和实践活动的价值尺度。人类实践活动的展开推动社会的发展，实践活动不但是对社会履行职责和义务，又是对个体价值的肯定与完善。实践开端于价值定向，经过主客体间的双向对象化过程，达到人们因需要促成的实践结果。在社会实践中，支配着主体实践行为的这种主体理想性观念（或实践观念），始终存在于主体的头脑中，规定主体观念或意识的"内在尺度"或"主观尺度"。同时，实践的目的意识必须具有"外在尺度"或"客观尺度"，这种客观现实和规律正是列宁所说的："外部世界、自然界的规律……乃是人的有目的的活动的基础。"[1] 人文关怀精神是通过主体意志的定向，即价值意向，直接影响着主体在具体实践活动中的价值定向，这种价值定向正是主体投射到客体对象的意志和愿望，而这种意志和愿望的强烈程度则取决于主体内在的精神意志。

人文精神是社会发展的精神动力。民族的凝聚力依赖于内在文化精神的支撑，所谓"分则和，和则一，一则多力，多力则强，强则胜物"（《荀子·王制》），这里强调的是每个人的力量联合起来就会形成强大的合力，就能战胜一切险阻和困难。任何社会的发展和进步都必然要在一定的文化精神引领下前行，本质上属于文化精神的人文精神，必然具有意识形态作为社会发展内驱力的功能。无论科技如何先进，社会如何进步，都是人类实践的结果，而在实践的过程中，人才是最重要的因素。以人为本、尊重

---

① 列宁. 哲学笔记 [M]. 北京：人民出版社，1960：200.

人的发展、促进人的生存和生活状况等符合社会发展规律的积极、进步的精神力量，对社会发展则起到强有力的推动作用；反之，那些有悖于社会发展规律的落后、消极的精神力量，则制约甚至遏制社会的进步。任何一个有着共同语言和共同历史渊源的民族，其社会发展都必须依靠一种文化精神的支撑。而人文关怀精神所体现出的尊重人、关心人、理解人、实现人的自由而全面发展的这种以人为本的观念，正是构建和谐、团结、互助互爱的优秀民族精神的力量源泉，更是树立"大健康"理念，推进健康中国建设的基础。

三、红医文化融入医学院校人文精神培育的合理归因

对于红医文化融入医学院校人文精神培育的研究不能纸上谈兵，而是应积极运用到实践当中，为中国特色社会主义医疗卫生事业输送优质的"新鲜血液"。红医文化融入医学院校人文精神培育研究是以医疗卫生行业发展需求和高校医学教育现状为依据的，可以从必要性、可行性和优越性三方面进行论证。

（一）红医文化融入医学院校人文精神培育的必要性

红医文化对社会主义医疗卫生事业有重要的引领作用，长远来看，它也与人民群众对美好生活向往的实现息息相关。因此，无论是从医疗卫生行业对医学人才的急切需求层面，还是从对红色基因的发扬与传承层面来看，把红医文化融入医学院校人文精神培育都非常有必要。

1. 培养新时代医疗行业人才的现实需要

改革开放以来，社会主义医疗卫生事业已取得了显著的发展，但是依然面临着许多现实问题，特别是行业人才的需求与医务人员分配不平衡的矛盾亟须解决。医学院校教育情况直接影响国家医疗卫生人才的供应和储备，从医学生教育这个源头进行改善，能够为中国特色社会主义医疗卫生事业输送更多愿意下基层、更优质的医疗行业人才。

我国现阶段医疗行业人才供需不平衡主要体现在两个方面：一方面是人才供应数量不能满足人民日益增长的医疗卫生需求。近二十年，我国居民的医疗卫生需求量大幅增加。医院诊疗人次由 1999 年的 20.81 亿次增长

到 2019 年的 87.20 亿次；居民年住院率由 1999 年的 2.4% 增至 2019 年的 5.3%。综合医院医师日均工作量激增，其中日均担负诊疗人次从 1999 年的 2.8 人次增长到 2019 年的 8.1 人次，病床年周转次数从 1999 年的 16.3 次增长到 2019 年的 31.8 次。[①] 随着物质文化水平的提升，人民群众对医疗健康的需求进一步扩大，大量医疗服务的需求为医疗卫生行业施加了重压，亟须医学院校对其提供人才支撑。另一方面是人才供应结构与社会基层需求不完全匹配，这种不匹配主要表现在待遇较好的专业人才过剩，其他风险较高、难度较大，但是不可缺少的专业（如儿科、精神卫生、病理学等）人才缺口大。不仅如此，我国现阶段基层医疗机构全科医生较为紧缺，全科医生与专科医生的比例严重失衡，在 OECD（经济合作与发展组织）国家中，全科医生至少在三分之一以上，一些国家已达 50%，我国全科医生的数量与此标准还有一定差距。

影响现阶段我国医疗卫生人才供需不平衡状况的因素有许多，其改善的对策可以从社会、学校、个人等角度入手。从学校层面来看，学校可以使用红医文化引导医学生在专业选择和毕业择业时采取正确的价值导向。三甲医院招聘竞争大导致就业难，基层医院却招不到合适的医生，这说明现在大部分医学生择业标准偏向于待遇好、名气大的医院，表现出的"救死扶伤"的职业信念感不够强。对医学生进行人文素养培育的最终目的就是要在思想和行为上把医学生塑造成为符合社会主义医疗卫生事业发展要求的医务工作者，而红医文化的内容就是从理想信念、价值导向和专业要求三方面出发，全方位对医务工作者做出规范。红医文化可以帮助医学生树立对实现共产主义伟大事业的使命感，让医学生在择业过程中不仅仅只考虑个人利益，而是能站在更高的高度上把"全心全意为人民服务"这句话真正落实到工作中。

2. 实现医学生自由和全面发展的内在需要

在社会主义中国，思想政治教育实践的根本目的是要让受教育者具有符合社会主义核心价值要求的思想品德和行为习惯，换句话说，实现共产主义的最终目的是实现人的全面解放，因而学校开展思想政治教育实践的

① 国家卫生健康委员会. 2019 中国卫生健康统计年鉴 [M]. 北京：中国协和医科大学出版社，2019：30-77.

目的就是帮助学生实现自身自由和全面发展。医学院校对医学生进行培养的理想状态应该是包括专业素养、人文素养和身体素养等全面兼顾的教育形式，引导医学生在学习过程中成为符合中国特色社会主义医疗卫生事业发展需求的医务工作者，帮助医学生进入社会以后能更好地适应行业的发展变化，更快地投入社会主义医疗卫生事业现代化建设的队伍中去。

实现医学生个人的自由和全面发展有助于医学生树立良好的择业心态，让他们能在合适的工作岗位展现自己的能力，更好地实现个人价值，满足其自身对美好生活的向往。科学教育和人文教育组成了现代医学教育，医学院校对科学教育的重视程度是显而易见的，但是人文教育的地位却远远不如科学教育。人文素养教育不仅是实现医学生个人的自由和全面发展的重要渠道，还是中国医疗卫生事业始终保持社会主义先进性的重要保障。当前人文素养教育是现代医学教育的薄弱环节，不是只靠老师简单在课堂上传授书本知识就能完成的，而是需要学生把知识内化为个人素养，通过实践外化在自己的生活和工作中，才算完成整个教育过程。高校医学人文素养教育与西方医学教育体系的相关内容比较类似，对中国国情的针对性内容较少；同时，医学院校思想政治教育的相关课程同其他普通院校的无异，缺少针对医学生的内容。针对现阶段医学教育中人文素养教育发展不足的状况，亟须通过丰富和创新医学生思想政治教育的内容加以完善。

红医文化的内容正好符合高校医学人文素养教育发展的需求，它是中国共产党在革命、建设、改革各个历史时期的实践过程中所形成的符合中国医学教育发展要求的人文教育内容的重要组成部分。红医文化融入医学生人文精神培育有助于促进医学生提高思想认识，抵御资本主义趋利思想的侵害，成为在专业和思想两方面均符合中国特色社会主义医疗卫生事业发展要求的医务工作者，最终可以在工作中体现个人价值和实现理想追求。

3. 传承和弘扬红色文化基因的时代需要

党的十九大报告指出："中国特色社会主义文化，源自于中华民族五千多年文明历史所孕育的中华优秀传统文化，熔铸于党领导人民在革命、建设、改革中创造的革命文化和社会主义先进文化"[1]，这一论断也为传承

———————————

[1] 习近平. 论党的宣传思想工作 [M]. 北京：中央文献出版社，2020：10.

和弘扬红色文化指明了方向。党的十八大以来，习近平先后在多个革命老区进行考察，在此期间多次强调要重视继承和发扬红色文化，并且反复指示要让红色精神放射出新的时代光芒。红医文化属于精神层面的红色文化，所以开展红医文化融入医学院校人文精神培育的研究，可以为传承和弘扬红色文化开辟新的思路、拓展新的方法。

现有的传承和弘扬红色文化的路径主要有以下几种：红色旅游、红色文艺作品、学校红色文化教育、历史纪念日活动宣传等，这样的传播方式在很长一段时间里取得了一定的成效，老百姓通过这些形式了解了中国共产党领导人民进行革命、建设和改革的历史，受到了革命先辈们红色精神的洗礼。但无论是进行红色旅游还是观看红色文艺作品，接收到的信息都相对碎片化，对红色文化的学习除了专门从事相关学习工作的人以外很难体系化。不仅如此，现阶段对红色文化的梳理通常都是纵向研究，以历史发展的时间变化进行整理，缺少对红色文化资源在不同行业发展的历史过程的分类总结，以此能够分别针对不同行业的人进行对应的红色文化教育，让受教育者能真正把红色精神践行到各行各业之中。红医文化是用中国医疗卫生行业发展历程的视角凝练的精神财富，它通过无数个关于红色医务工作者的真实故事展现出来，其中所蕴含的关于理想信念、价值取向和专业追求的内容，对当代医务工作者依然具有较高的参考价值。不仅如此，与一般的红色文化相比，红医文化更能引起医务工作者的共鸣，使他们更加主动地把红色精神内化。医学生在校期间正处于世界观、人生观、价值观形成的关键时期，在此时期把红医文化植入医学生的"三观"之中，在树立优良的道德品质和医德医风的层面为未来医务工作队伍的后备军培养打下基础。

（二）红医文化融入医学院校人文精神培育的可行性

红医文化融入医学院校人文精神培育的研究不能停留在理论研究层面，理论最后的价值实现一定是要能指导实践。红医文化融入医学院校人文精神培育是具有实践价值的理论研究，对于其可行性的论证可以从以下两方面进行。

1. 红医文化与医学生思想政治教育具有价值关联

红医文化与思想政治教育的价值关联主要是指二者对互相的发展具有促进作用。正是因为红医文化与医学生思想政治教育存在这种价值关联，所以二者的融合对于医学生思想道德品质的构建才可以起到"1+1>2"的效果。

红医文化对医学生思想政治教育的价值主要体现在思想政治教育地位与功能上。一是，从医学生思想政治教育的地位来看，由于思想政治教育的本质就是社会主流意识形态的灌输和教化，决定了医学生思想政治教育成了马克思主义理论教育的基本途径、完成建设中国特色社会主义医疗卫生事业的中心环节、社会主义精神文明建设的基础工程。红色卫生优良传统的内容有助于巩固医学生思想政治教育的地位，是从理想信念、价值取向、技术追求三个层面对医学生思想政治教育地位的进一步强化。二是，从医学生思想政治教育的功能来看，思想政治教育的功能包括个体性功能和社会性功能，这里主要是对个体发展功能进行讨论。医学生思想政治教育的个体发展功能主要有引导政治方向、约束规范行为、激发精神动力、塑造个体人格等，红医文化融入医学院校人文精神培育的实践活动具有针对性和创新性，能够有效推动医学生个体发展功能的实现。

医学生思想政治教育对红医文化的发展也能在很大程度上起到促进作用。毋庸置疑，高校拥有全社会中较多的教育资源和科研人才，如果实现了红医文化融入医学院校人文精神培育，从客观上能够激励更多的教育者研究和挖掘红医文化的历史资料，从不同的视角来观察红医文化发展的历程，让红医文化能走向更高的平台，展现的形态也能更加丰富和多元化。不仅如此，通过红医文化融入医学院校人文精神培育的实践来检验理论的合理性和可行性，再根据其在实践中所呈现的问题和不足，反馈到理论的研究中去，最终红医文化的理论研究得到了实践支撑而更加完善和务实，能有效地在医学生思想政治教育实践中发挥作用。

2. 红医文化融入医学院校人文精神培育的可操作性

红医文化融入医学院校人文精神培育的可操作性主要是指：红医文化的内容能与医学生思想政治教育的内容和方法相契合，让红色卫生优良传统融入医学院校人文精神培育的过程不是生硬地增加教育内容，而是根据思想政治教育方法的运用要求，在不同阶段运用不同的方法开展活动，使红医文化融入医学院校人文精神培育的实践丰富多彩、形式多样。

在对医学生进行思想政治教育的过程中，方法的选择与运用要符合一定的基本要求，而红医文化的理论内容和实践方法可以在一定程度上满足其要求，也是其具有可操作性的原因。在选择和运用医学生思想政治教育方法的时候要基于以下三点要求：第一，运用思想政治教育方法须讲求针对性，根据不同的教育对象采用不同的教育内容和方法。红医文化是针对医学生的红色教育内容，它的演变历程和深刻内涵都是针对医学生和医务工作者的思想政治教育课程。第二，注意在思想政治教育过程中构成协调、有序的关系，形成教育合力，产生综合成效。红医文化融入医学院校人文精神培育可以采用多种方法综合运作，比如，采用理论教育法在课堂上对医学生进行理论灌输；采用榜样示范法以革命先辈的真实事迹对当代医学青年进行思想洗礼；采用比较鉴别法让医学生把自己同革命先辈放在历史同一坐标，对比自己的不足再进行改正；采用实践锻炼法让医学生把红医文化践行到现在的学习和未来的工作中，也可以以此来鉴别教育目标的完成效果。第三，要创造性地运用思想政治教育的方法，要遵循与时俱进、实事求是的原则，自觉探索思想政治教育的新方法。红医文化融入医学院校人文精神培育的研究是从内容和思路上进行的创新，在内容上把医疗卫生事业发展的革命精神进行再梳理，提炼出贯穿在其中的红医文化，在教育思路上拓展出根据专业类型不同、依据行业发展特点开展有的放矢的思想政治教育工作。

由此可见，对于红医文化融入医学院校人文精神培育的研究是根据思想政治教育的发展要求和特点，对红医文化真正能投入人文精神培育的实践进行的长远考量和规划。不仅如此，红医文化融入医学院校人文精神培育的尝试还为思想政治教育的创新提供了新的思路和方法，不只局限于医疗卫生事业，而是对不同的专业都能提供有针对性的理论支持、实践探索和经验借鉴，能随时代的发展不断更新思维方式和角度。

（三）红医文化融入医学院校人文精神培育的优越性

红医文化对于医学生的思想政治素养的塑造不能流离于表面，而是应该渗透到医学生培养的各个方面。纵向来看，红医文化对医学生的影响可以从学习阶段延伸至工作阶段；横向来看，红医文化可以融入塑造一个优秀医务工作者所需要的各种实践之中，为红医文化融入医学院校人文精神培育提供了明确的着力点和目标。

1. 红医文化有利于理想信念教育

党的十八大以来，习近平多次强调加强对青年的理想信念教育。从教育规律和个体成长等因素考虑，大学阶段是大学生理想信念形成的关键时期。理想信念是医学生的精神之钙，医学生作为未来医疗卫生事业的预备军，坚定的理想信念是万事之基石，在此阶段帮助医学生建立符合社会主义核心价值观的正确的理想信念至关重要。当代医学生大多数是在全球化的浪潮中成长的一代，在得到相对从前更加丰富的物质条件的同时，难免会被西方资本主义社会的一些负面思想所影响。一旦医学生们的理想信念偏离社会主义核心价值观，不仅会不利于医学生个人成长和职业发展，还可能会影响中国特色社会主义卫生事业的持续健康发展。之所以把红医文化融入医学生理想信念教育中，是因为红医文化在如今社会形态多样复杂、医患矛盾时有发生的时代，在医学院校中强化红医文化的教育和传承，可以在一定程度上避免当代医学生的信念淡化和信仰迷失。红色卫生优良传统有利于引领医学生在当下的学习和未来的工作中，坚定地成为与社会主义核心价值观保持一致的优秀医务工作者，并且自觉自愿地为人民的卫生事业而终身奋斗。

2. 红医文化有利于医德医风教育

医德是医务工作者所应该具备的思想道德品质，如今符合社会主义核心价值观的医德主要表现为"以人为本、以患者为中心"的服务理念。医德医风的状况事关医务工作者个人发展，事关患者的合法权益，事关医疗机构及党和政府在人民群众心目中的印象。在条件艰苦、缺医少药的革命年代，医务工作者与患者之间既有同一战线的战友之情，也有军民之间的鱼水之情，那一时期医患矛盾几乎不会发生。而随着社会物质水平提高，当前我国社会主要矛盾转变为人民日益增长的美好生活需要和不平衡不充分的发展之间的矛盾，当前我国由医患关系引发的社会问题时有发生，这些问题发生的原因主要是老百姓的医疗需求日益提升，而少数医务工作者存在医德不良的情况，二者碰撞在一起就产生了医患矛盾这一社会问题。改善医患关系，应该重视重塑医务人员的良好形象的基础工作。红医文化是与中国特色社会主义卫生事业建设相统一的精神，是与"以人民为中心"相符的价值取向，要把红医文化转化为实践成果，可以在对医学生医德医风教育成果中体现出来，致力于为国家和人民培养出医德高尚的医务工作者，形成健康优质的医疗行业风气。

3. 红医文化有利于职业素养教育

医学生职业素养教育是指帮助医学生掌握成为医务工作者的职业内在的规范和要求，换句话说是培养医学生具有医务工作者在职业过程中应具有的综合品质。其中综合品质包括具有扎实的医学理论知识、广博的人文社会科学知识、缜密的临床思维、临床操作技能、临床沟通能力，还要有高尚的职业道德修养，等等。提升医学生职业素养水平有利于提高医学生的岗位胜任力，有利于提高医疗服务的质量，有利于促进和谐医患关系的建立。既然医学生职业素养教育关系到医学生全面能力的发展，则需要医学专业知识和技能培养同人文社会科学教育相互配合才能完成。在中国特色社会主义医疗卫生事业实现现代化的新时代，社会对医务工作者职业道德品行的要求越来越高。现实是医学院校对医学生的思想政治教育都进行了统一开展，但是内容与其他高校差别不大，缺少针对性，而红色卫生优良传统融入医学生职业素养教育恰恰可以作为弥补这一不足的有效途径。

红医文化中"勇于开拓、技术优良"的专业要求，在医学生职业素养教育中可以敦促医学生熟记基础知识、精练操作技能，打下坚实的专业基础和树立严谨的科研态度。红色卫生优良传统理论是在医学生职业素养的培育上的有效创新，能够通过开辟新方法、新模式、新路径，使现代医学生职业价值观的培养更加符合中国特色社会主义医疗卫生事业的发展要求。医疗卫生行业是关乎人民生命健康安全和社会安定的行业，也符合红医文化融入医学院校人文精神培育中的目标要求，是实现中国特色社会主义卫生事业伟大复兴的中国梦的有力助推器。

4. 红医文化有利于生命价值观教育

生命价值观是指人们对于一切生命实践活动所采取的评判标准，是对生命价值的根本观点和看法。符合社会主义核心价值的生命价值观应该是要尊重生命、珍爱生命、敬畏生命。医学生作为未来医疗卫生事业的主力军，通常需要更强的社会责任感，要成为一名在专业技术和道德品质上都合格的医务工作者，医学生必须要建立正确生命价值观。

红医文化可以作为医学院校对医学生进行生命价值观教育的内容和方法，这主要是根据红医文化的内容和发展历程而得出的结论。第一，红医文化的内容为"政治坚定、无私奉献；救死扶伤、人民至上；勇于开拓、技术优良"。可以看出，其内容对于医学生的生命价值观来说相对比较全面，从理想信念、价值取向、专业要求三方面对医学生进行生命价值观教育，特别是"人民至上"的思想，更是对医学生尊重、珍爱和敬畏人民生命健康的深层概括。第二，红医文化的形成历程，即中国医疗卫生事业的发展过程，就是生命价值观在实践中的鲜明体现。无论是在多么艰苦的环境中，革命先辈们都排除千难险阻尽心尽力救助每一个病人，深刻体现出社会主义医务工作者对生命的高度敬畏，把医生"救死扶伤"的职业使命落实到行动上。把红色医生运用于典型事例教育法中能为当代医学生树立榜样，让医学生主动向榜样学习，从而自觉树立起正确的职业价值观。

高校对医学生进行思想政治教育的目的是促进医学生的全面发展，红医文化无论是从内容、形式上都符合医学生思想政治教育的需求。

第二章 红医文化融入医学院校人文精神培育的理论基础与现实依据

理论是实践基础上的概念、判断和推理的升华，反过来对实践具有推动作用。红医文化融入医学院校人文精神培育不是无源之水、无本之木，是以一定的理论基础为源泉的实践活动，马克思、恩格斯"人学"理论、生命伦理理论和个体价值理论等方面的内容，中华优秀传统文化的人文思想，中国共产党人的人文精神相关理论，以及红医文化的历史渊源为红医文化融入医学院校人文精神培育奠定了坚实的理论基础和现实依据。

一、红医文化融入医学院校人文精神培育的理论基础

（一）马克思主义经典作家的理论

近代以来，在与封建等级制度和宗教神权斗争中，启蒙主义者高扬起人本主义的旗帜，以理性精神激发群众的力量，反抗欧洲君主专制和教会统治。人本主义理论正视人的主体意义和存在价值，强调对人的尊重、呵护和观照，重视人的意义和价值，代表了新兴资产阶级要求打破阶级对立，争取统治权力的政治诉求。而随着资产阶级登上历史舞台，西方人本主义主张的"平等""自由""人权"等与"私有财产神圣不可侵犯"的内在一致性日益显现。马克思主义经典作家深刻揭示出西方人本主义的虚伪性，以"人的全面发展"为目标，以共产主义为制度保障，提出了自己独特的"人学"理论，成为社会主义培育人文精神的指导思想。

1. 马克思、恩格斯的"人学"理论

马克思和恩格斯的思想理论一直都饱含着对人抑或人类命运的关注，

"人学"思想是马克思和恩格斯理论的内在追求，在马克思和恩格斯思想宝库中占据着重要地位，从马克思和恩格斯的"人学"观来看，主要体现在以下三个方面。

（1）人是"主体"的。马克思认为主体所指的就是对"人"存在的定位，这个主体具有特殊的规定性，既要含有"主观性"特征，也包括所属性的"人格"。在这里，"主观性是主体的规定，人格是人的规定。"① 而"人格"和"主观性"也只有附着在"主体"上才有存在的意义和价值，也就是说，"既然人格和主观性只是人和主体的谓语，那它们就只有作为人和主体才能存在，而人就是一"②。这里的主观性是人的主观性，这里的"人格"是人的"人格"，即"人格""主观性"都是"人"这个主体的存在和附随，没有了人这个主体的存在，主观性和人格就都没有了意义。也就是说，"人格脱离了人，自然就是一个抽象，但是人也只有在自己的类存在中，只有作为人们，才能是人格的现实的理念"③。

（2）人是"社会"的。马克思通过对黑格尔法哲学代表的政治哲学和国家观的批判，指出资产阶级国家不是"市民社会"的代言人，而是服务于资产阶级的根本利益。在资本主义社会，人的社会性是在"国家"或"国家制度"包围下的社会，这个社会是把"国家制度"理性和"抽象性"联系起来的。同时，马克思还指出，"国家区分和规定自己的活动不应根据自己特有的本性，而应根据概念的本性，这种概念是抽象思想的被神秘化了的动力。可见，国家制度的理性是抽象的逻辑，而不是国家的概念。我们得到的不是国家制度的概念，而是概念的制度。不是思想决定于国家的本性，而是国家决定于现成的思想"④。在马克思看来，资本主义国家的政治民主制与基督教之间具有密切的思想渊源，那是因为在资本主义国家，

---

① 中共中央马克思恩格斯列宁斯大林著作编译局. 马克思恩格斯全集（第3卷）[M]. 北京：人民出版社，2002：32.

② 中共中央马克思恩格斯列宁斯大林著作编译局. 马克思恩格斯全集（第3卷）[M]. 北京：人民出版社，2002：36.

③ 中共中央马克思恩格斯列宁斯大林著作编译局. 马克思恩格斯全集（第1卷）[M]. 北京：人民出版社，1956：277.

④ 中共中央马克思恩格斯列宁斯大林著作编译局. 马克思恩格斯全集（第3卷）[M]. 北京：人民出版社，2002：24.

人享有主权，也成了一种马克思所说的"最高存在物"，可是，在资本主义国家和制度下，根据人的片面发展和异化，人虽然成了"最高存在物"，但受这个组织的影响，受控制于资本主义社会"非人的关系"以及自然力，人没有办法成为在社会关系中避免异化的人、没有办法全面发展、没有办法在现实中成为"类存在物"。正如马克思所述："但这是具有无教养的非社会表现形式的人，是具有偶然存在形式的人，是本来样子的人，是由于我们整个社会组织而堕落了的人，丧失了自身的人，外化了的人，是受非人的关系和自然力控制的人。一句话，人还不是现实的类存在物。"① 在社会关系中，马克思重视人自由，着重指出的是，"自由是可以做和自己从事任何不损害他人的事情的权利。每个人能够不损害他人而进行活动的界限是由法律规定的，正像两块田地之间的界限是由界桩确定的一样。这里所说的是人作为孤立的、退居于自身的单子的自由"② 。而资本主义或资产阶级在创造不同等级人的过程中，客观地为人们的努力创造了前提条件，因而造成了一定的差别或等级。在这里，资本主义或者资产阶级在创造等级过程中，差别、勤奋等因素确实是单个人存在和发展的基础，但恰恰由于这种差别成了资本主义社会中等级一般所具有的意义。在私有制的社会关系中，表现为孤立形态的、"退居于自身"的单个人的自由生活方式、单个人的自由活动这些内容，不但不会让单个人成为社会的一个成员、社会的一种机能，这些因差别、而造成的等级，反而使他成为社会的例外，"类存在物"属性逐渐消失，他们因资本主义社会创造等级而被赋予了特权。"这种差别不只是个人的，而且作为共同体、等级、同业公会固定下来，这种情形不仅不消除这种差别的排他性质，甚至不如说是这种性质的表现。不是单个的机能成为社会的机能，倒是从单个的机能变成自为的社会。"③ 而在社会主义社会，随着阶级的消灭，每个人可以获得充分、平等的发展机会，实现"个人自由而全面发展"。

---

① 中共中央马克思恩格斯列宁斯大林著作编译局. 马克思恩格斯全集（第 3 卷）[M]. 北京：人民出版社，2002：179.

② 中共中央马克思恩格斯列宁斯大林著作编译局. 马克思恩格斯全集（第 3 卷）[M]. 北京：人民出版社，2002：183.

③ 中共中央马克思恩格斯列宁斯大林著作编译局. 马克思恩格斯全集（第 3 卷）[M]. 北京：人民出版社，2002：102.

（3）人是"劳动"的。马克思认为是劳动创造了人本身，人类在劳动过程中实现了发展，劳动是促使人向更高位阶攀升的工具或手段，人在改造对象世界的过程中，不断彰显着自身的属性，使自然成为人类的作品与现实。马克思不仅明确指出了劳动在人的产生、发展过程中的作用，同时更是认为只有在"改造对象世界"中，人才实现了在社会关系中的"类存在物"形式。马克思运用自身理论批判的能力，揭示了资本主义社会劳动的异化，通过批判资本主义社会的工人的劳动，从劳动自由和劳动幸福的角度说明社会主义的制度优势。马克思认为，在资本主义社会中，劳动在工人身上所表现出来的已然不是"劳动本身"和"现实化"的东西，这时，劳动已经不是人的能动的类活动，也不能保证人在自然界通过劳动形成"他的作品和他的现实"，这是因为劳动成了"异化劳动"，"异化劳动从人那里夺去了他的生产的对象，也就从人那里夺去了他的类生活，即他的现实的类对象性，把人对动物所具有的优点变成缺点，因为从人那里夺走了他的无机的身体即自然界"[①]。马克思深切地同情资本主义社会的工人，指出异化的劳动"非现实化"，以致工人会因为无法工作、工作艰苦、报酬过少而饿死。维持生存的产品明明是工人生产出来的，工人却"受自己的产品即资本的统治"[②]。在这里，马克思看到资本主义社会工人的悲惨遭遇，指出了工人"两方面的缺失"，即"工人越是通过自己的劳动占有外部世界、感性自然界，他就越是在两个方面失去生活资料：第一，感性的外部世界越来越不成为属于他的劳动的对象，不成为他的劳动的生活资料；第二，感性的外部世界越来越不给他提供直接意义的生活资料，即维持工人的肉体生存的手段"[③]。可见，马克思对资本主义社会的异化劳动的批判十分透彻有力，马克思认为，对于资本家而言，"凡是工人做的对自身不利的事，非工人都对工人做了，但是，非工人做的对工人不利的事，他对自身却不

① 中共中央马克思恩格斯列宁斯大林著作编. 马克思恩格斯全集（第 3 卷）[M]. 北京：人民出版社，2002：274.

② 中共中央马克思恩格斯列宁斯大林著作编. 马克思恩格斯全集（第 3 卷）[M]. 北京：人民出版社，2002：268.

③ 中共中央马克思恩格斯列宁斯大林著作编. 马克思恩格斯全集（第 3 卷）[M]. 北京：人民出版社，2002：269.

做"。^①在社会主义社会，随着土地和生产资料的社会共同所有，劳动将成为每个人自由自觉的行为，劳动成为人的本质力量的展示，劳动光荣、劳动伟大的思想将深入人心。

2. 马克思、恩格斯的生命观

马克思主义生命观是马克思主义关于人的生命存在何以可能、意义、价值及其推进的活动，对人生、价值和行为等内容进行了较为系统的阐释，形成了马克思主义关于生命的基本态度、立场和方法。就其内容看，主要包括：

（1）人与自然的关系。达尔文的进化论观点认为人是自然界长期发展的产物，人类只是大自然的一部分。"人类的生存发展离不开非生命物质构成的空气、土壤、水等自然环境，也离不开人类获取生命所需要的营养物质及由生命物质构成的自然环境"。^②人与自然的关系是对立和统一的，人与自然的对立性描述的是人从自然的对象性中成长和分离出人自身的特性，这个特性是借助于实践或劳动来推进的，而自然界由于人类的存续和发展也是"自然"的状态发生了变化，尤其是加入了更多的人的主观的目的性的改造，促使自然界中"人为自然"的改变，自然界有了许许多多人类的足迹和烙印，自然界发生了钟情于人的需要的变化，这些变化是人的实践的结果。也正是人类的存在，"自在自然"逐渐向"人为自然"转换，而在这其中，人也在遵循和认识自然发展的客观规律，推进人类的社会发展或自然的改变转化为合规律性和目的性的统一。

（2）人与社会的关系。"人的价值具有客观性，是以社会文明、人的发展水平为条件的，以相互契合为纽带的客观现实关系，并不是人随心所欲的产物。人的价值又具有相对性，社会文明和人的发展是一个渐进的过程，在具体的社会活动与社会关系中，人的自我价值和社会价值都是有限的。人的自我价值与社会价值的实现是不可分割的，人的社会价值实际上是人的本质力量的发挥，每一个人自我价值的实现，需要依赖于社会成员的社

① 中共中央马克思恩格斯列宁斯大林著作编译局. 马克思恩格斯全集（第3卷）[M]. 北京：人民出版社，2002：280.

② 牟方志. 马克思主义生命观的内在张力[J]. 人民论坛，2017（05）：190.

会价值实现。"[①] 个人是以生物体的存在为基础的，人要实现属于人类的发展，需要通过"社会化活动"，即去推动各种社会关系网建设，在满足别人需要的同时，获得个人所赖以存续和发展或期待的一些东西，通过"为他性"来展示"为我性"，在促进他人抑或是社会进步的过程中实现个人的发展，长此往复，每一个个体都在社会对象化的过程中发生基于社会需要的变化，这种美好的发展可能会出现暂时的波折乃至倒退，但总体向前或发展的趋势是不可逆的。每一个个体作为人类群体的一分子，在丰富社会关系、丰富社会支撑的过程中，附属于人类的政治、经济、文化、社会、生态等领域的文明都会得到抬升，人本质的内涵也在不断丰富和扩展，人在不断前进和发展中推进了自身的变化，解放的领域越来越好和程度越来越强，直至实现人自由而全面的发展。

（3）人与自我的关系。人作为社会化的产物，必须生而有为，生而奋斗。马克思主义强调的"有为"和"奋斗"多是在理论认识基础上不断推动实践向前的进程，"人作为对象性的、感性存在物，是一个受动的存在物：……激情、热情是人强烈追求自己的对象的本质力量"。[②] 人"有为"和"奋斗"是在贡献社会、奉献他人的过程中不断促进个体成长的过程。毛泽东高擎人民价值，把推倒帝国主义、封建主义和官僚资本主义作为斗争目标，领导中国人民通过英勇奋斗创建了不朽功勋，建立了新中国，实现了人民当家作主。毛泽东所昭示的奋斗和革命乐观主义精神，"是建立在对社会发展规律和方向准确把握的远见卓识和宏图大略的基础上，是科学的革命的乐观主义。只有乐观，才能滋养出志气、生气、豪气和朝气"。[③] 社会行为中的个体要有一点精气神，深谙"幸福都是奋斗出来的"的深刻道理，在前进过程中不畏艰辛、劳苦和各种困难，始终保持乐观向上的态度、始终保持追求精致的态度，坚定共产主义远大理想和不懈追求，在社会主义现代化新征程中、在推进民生福祉改善的进程中、在推进中华民族伟大

① 牟方志. 马克思主义生命观的内在张力 [J]. 人民论坛，2017（05）：191.

② 中共中央马克思恩格斯列宁斯大林著作编译局. 马克思恩格斯全集（第3卷）[M]. 北京：人民出版社，2002：326.

③ 刘衍永，刘永利. 论马克思主义的生命观 [J]. 南华大学学报（社会科学版），2011（06）：17.

复兴的过程中一往无前，永不退缩。

3. 马克思、恩格斯的个人价值理论

马克思和恩格斯作为马克思主义的创始人，从科学理论诞生之日起就突出对人的价值问题的追问，形成了一系列代表性的观点，主要包括以下几点。

（1）人自身价值角度。价值是描述人意义的尺度，是对人的本质的内在规定性的限定和要求。"价值与人的需求相伴而生，与人的行为如影随形。人们任何一个看似不经意的行为背后，都潜藏着价值的认知和取向，这种取向是行为选择的内在动力。"[①] 从人的本质上来看，"人的本质不是单个人所固有的抽象物，在其现实性上，它是一切社会关系的总和……本质只能被理解为'类'，理解为一种内在的、无声的、把许多个人自然地联系起来的普遍性"。[②] 马克思批判了资产阶级的金钱至上观，认为资产阶级"强调个人的自由、个人的尊严以及个性的解放，主张人人都有追求自己的利益和幸福的权利。不难看出，这种资产阶级关于人的价值的观念，是立足于个人主义基础上的。表面看上去冠冕堂皇，其实是极其虚伪的。事实上，在资本主义制度下，人的价值的真正尺度是金钱"。[③] 也就是说，人是社会关系的聚合，是劳动的推动，总是处在一定的阶级关系之中，没有超阶级的人，阶级性决定着人的本质的具体形式，而人的价值受阶级属性的影响和制约。

（2）实践的角度。马克思从不讨论所谓抽象、普遍的人性，对于个人的价值也是置于历史的、具体的实践，尤其是生产关系实践中进行分析，这就不可避免地会面临推动或转换人与自然的关系，"人确实在与自然的关系中处于主动地位、主体地位，从而能够在人类社会中构建起自身的价值与尊严。在他们看来，人在本质上是实践着的动物，实践是人根本的存在方式，人类必须通过生产实践与大自然进行物质交换，从而获得生存和

① 张莉. 马克思主义语境下人生价值取向探析 [J]. 理论学刊，2011（08）：46-47.
② 中共中央马克思恩格斯列宁斯大林著作编译局. 马克思恩格斯文集（第1卷）[M]. 北京：人民出版社，2009：501.
③ 潘春梁. 马克思主义者怎样看待人的价值和人生价值 [J]. 学习与探索，1984（01）：23.

发展所必需的物质装备"。① 关于人和自然的关系，"马克思主义不是一种抽象地谈论人的解放的学说，在马克思主义的著作中，从来也没有离开过对无产阶级解放条件的研究与实践而泛泛地谈论人的解放和人的价值的实现"，② 马克思、恩格斯从自然中心论和主体中心论的维度走出来，建构了人与自然的实践性的关系，使自然发生有利于人的变化变为可能和现实，遵循规律并改造自然进而形成"人化自然"的过程。从人的具体实践过程看，"实际上就是经过人的生产劳动实践改造过的自然，是'在人类历史中即在人类社会的形成过程中生成的自然界，是人的现实的自然界'，这种通过人类实践改造的自然界尤其是通过工业形成的自然界，是'真正的、人本学的自然界'，是人的本质力量外化、物质化和客体化的产物，是人类改造自然之成就的体现"。③

（3）劳动神圣的角度。人的现实行为总是要基于一定的特定的人、群体、组织的需要，人的价值和意义往往在于为他性，而这一切的实现往往都要依靠于、依托于特定的劳动形式。诚然，实现人生价值总要依托于一定的客观环境或社会条件，人的主观努力只能在有限的空间内发挥作用。也就是说，人的努力或劳动要基于何种目的或何种需要的问题。正如马克思所说："劳动这种生命活动、这种生产生活本身对人来说不过是满足一种需要即维持肉体生产的需要的一种手段。而生产生活就是类生活。这是产生生命的生活。一个种的整体特性中的类特性就在于生命活动的性质，而自由的有意识的活动恰恰就是人的类特性。生活本身仅仅表现为生活的手段。"④ 可贵的是，社会主义社会将劳动有效地融入"人民立场"之中，实现了劳动与人民的融合。无产阶级领导的社会主义社会性质决定了执政党要牢牢坚持人民立场，对于身处其中的个体而言，要有党的意识和家国情怀，着眼党的需要、国家的需要和人民的期待，当个人利益和集体利益发生冲突时，理应毫不犹豫地选择后者，把个人利益置于集体利益之下，

---

① 杨玉成. 马克思主义实践论的人与自然观 [J]. 人民论坛，2020（07）：84.

② 潘春梁. 马克思主义者怎样看待人的价值和人生价值 [J]. 学习与探索，1984（01）：25.

③ 杨玉成. 马克思主义实践论的人与自然观 [J]. 人民论坛，2020（07）：84.

④ 中共中央马克思恩格斯列宁斯大林著作编译局. 马克思恩格斯全集（第3卷）[M]. 北京：人民出版社，2002：273.

服从集体利益。也就是说，"在社会主义制度下，有衣食，有休息，有娱乐，然后再按照每人的爱好和条件，每天运用其强健的身心为社会劳动三四个小时以至四五个小时，反而会成为一种享受。只要是具有人心的人，有谁会逃避呢？这样，'劳动神圣'这句话才会具有意义"。[①]

（二）中华优秀传统文化的人文思想

中华文化气质在西周时开始定型，"周监于二代，郁郁乎文哉！吾从周"。[②]尽管夏、商、周的文化模式有所差别，但始终保持着一种连续性。周在自身发展壮大的过程中，深刻体悟到沿袭自夏商的严格礼仪制度背后是人的能动力量，"天命靡常唯德是辅"，突出强调人的德性地位，从此奠定中华文化深厚的人文底蕴。孔子进一步思考人之为人的根本，指出"人者仁也"。随着儒家思想成为中华文化的主流价值观，中医确立了医术医德密不可分的观念。如果说"医易同源"侧重说明《周易》的哲学思想与象数思维对中医医术的理论基础，那么"医者仁心"则强调了中医医德的人文精神，二者不可分割。"上医医国，中医医人，下医医病"（唐·孙思邈《备急千金要方·诊候》），对人的生存、处境和幸福的关怀及对人类理想社会的追求，在中国医学理念中占据着重要的，甚至是首要的地位，治病、救人、济世三位一体，不可分割。

1. 中华优秀传统文化的民本思想

中国绵延五千年的中华文明，滋养和生成了中国优秀传统文化中极为丰富的民本思想。具体来看，主要包括以下几方面。

（1）民为邦本。中华民族拥有五千年的文明史，而在处理国与家、官与民的综合关系中，积累了无穷的智慧。明确提出"君者，舟也；庶人者，水也。水则载舟，水则覆舟"（《荀子·王制》）的民本思想，不仅建立了较为完备的政治制度和保障措施，也凝聚和提升了制度文化建设的水平和质量。而关于民为邦本思想并非从来就有，诸如"普天之下，莫非王土；率土之滨，莫非王臣"（《诗经·小雅·北山》）就是以"君"思想为核心展开的。而重民思想能够经久不衰，这既与历代统治者观察民众的心态、

---

① 幸德秋水. 社会主义精髓[M]. 马采，译. 北京：商务印书馆，1985：32.
② 朱熹. 论语. 大学. 中庸[M]. 上海古籍出版社，2013：42.

情感和行为有关，也与被统治者的地位、角色和力量相关。而"重民思想"能够长期博兴，在一定程度上与历朝历代的统治阶级都给予高端关注也有很大关系。古人赋诗、撰文以兴旨趣，诸如"政之所兴在顺民心，政之所废在逆民心""但愿苍生俱饱暖，不辞辛苦出山林""乐民之乐者，民亦乐其乐；忧民之忧者，民亦忧其忧"，都充分彰显了中国历代先贤对"民众"的重视和关照。《六韬·文韬·国务篇》中说："故善为国者，驭民如父母之爱子，如兄之爱弟。见其饥寒则为之忧，见其劳苦则为之悲。赏罚如加于身，赋敛如取己物，此爱民之道也。"也就是说，中国开明君主能够及时关注民众，尤其是民众所面临的这样的问题，及时关注农民利益增长与减少，与民众建立良好的鱼水关系的过程。并且能够适时地结合国家经济社会形式，研判社会整体利益走向，已获得同广大人民群众的鱼水情谊。

（2）崇尚修身。道德是社会伦理的重要约束内容，也是个体行走于世的重要规范。在品性修行中时刻强调"正"的重要性，明确"其身正，不令而行；其身不正，虽令不从"（《论语·子路》）的鲜明观点。而修身对于治政、治事更是极为关键，强调"苟正其身矣，于从政乎何有？不能正其身，如正人何？"（《论语·子路》）。"道德修养理论是中国传统文化中最具特色的组成部分之一。各个学派都强调道德修养的重要性，都有一整套关于道德修养的理论和途径"。①中国优秀传统文化突出"修身"的重要性，强调修身原则和方法，明确提出天子与庶人都要以修养品性作为人之根本，强调"自天子以至于庶人，壹是皆以修身为本。其本乱，而末治者否矣。其所厚者薄，而其所薄者厚，未之有也"（《大学·中庸》）。在修身的具体操持上，明确提出"所谓修身在正其心者，身有所忿懥，则不得其正；有所恐惧，则不得其正；有所好乐，则不得其正；有所忧患，则不得其正。心不在焉，视而不见，听之不闻，食而不知其味。此谓修身在正其心"（《大学·中庸》）。重视君子之行，突出"君子者，天地之参也，万物之总也，民之父母也"（《荀子·王制》）。

（3）亲民、爱民、信民。中国优秀传统文化的民本意识是对君主与民关系的生动表达与展示。诚然，在中国古代社会，无论是奴隶社会还是封

---

① 顾文兵. 传统文化中"修身"思想与思想政治教育现时性之思考[J]. 成都教育学院学报，2006（03）：17.

建社会，都是少数人对多数人的统治，在统治者和人民之间有着不可调和的矛盾。但为了实现持续统治的需要，统治阶级也还是要关注民生疾苦和大众诉求，在一定程度上表现出对"民"的关照和爱护。而思想家们也分别从不同的角度对官民关系进行了探究，形成了一系列具有代表性的观点和思想，在这其中交织着诸多的亲民、爱民、信民的理念和行动。墨家提出"兼爱"为核心的伦理思想，强调"普遍平等的爱，不分亲疏、贵贱、无差等地互爱，是有利于天下的行为，反对视人我利益对立的自私自利"。① 儒家思想中突出"仁""礼"结合的伦理规范，明确提出"泛爱众"思想，"使仁爱的伦理关系突破宗族血缘的狭窄领域，进入社会领域，使家庭宗族伦理变为社会伦理"。② 突出统治者在国家治理过程中诚信建设的重要性，孔子强调"人而无信，不知其可也"（《论语·为政》），道家老子也谈"太上，不知有之；其次，亲而誉之；其次，畏之；其次，侮之。信不足焉，有不信焉"（《道德经》第十七章）。

2. 中华优秀传统文化蕴含的生命思想

中国优秀传统文化中蕴含着极为丰富的生命思想，既有形而上的"天人合一"理念，也有形而下的"天人合一"的行动，昭示着中国文化的精神内核，被赋予了极为重要的生命伦理意蕴。

（1）天道与人伦。中国古代推崇敬天思想，强调"敬天法祖，无二道也"。③ 这一思想的源头来自于、厚植于祖先崇拜的敬畏之中，其主要意涵在于"所有人乃至万物的祖先最终都可以追溯到'天'，故所有人其实都是同一个祖先'天'的后裔，甚至万物都本于'天'"。④ 在这里，"天"与"人"实现了有机融合。可以说，"中国传统的天人合一观念其实就蕴含着一种本体意识——天就是我们这个世界的最高主宰与最后根源。但是，由于国人除了关注这种根本依据和最后根源之外，同时也关心现实的开物成务，因而也就更为关注我们这个世界从何而来以及如何生成，这就成为一种借助时空形式加以展现的宇宙根源意识；而这种宇宙根源的展开及其

① 《伦理学》编写组. 伦理学 [M]. 北京：高等教育出版社，2012：30.
② 《伦理学》编写组. 伦理学 [M]. 北京：高等教育出版社，2012：25.
③ 张廷玉，等. 明史 [M]. 北京：中华书局，1974：1249.
④ 谢小萌，李博. 论儒家的敬天信仰 [J]. 学术交流，2020（11）：29.

生成演变过程，则是一种宇宙始源及其生化论表现"。①天在中国被赋予了图腾的崇拜，无论是"苍天""老天""天听""天道"思想都沁润着对天的敬畏和恭诚，也是人在行为行事中所遵循的"训诫"和"告慰"。"天行有常，不为尧存，不畏桀亡"谈论的就是天道的规律性，不可抗力性。《易传·系辞》强调"与天地准"，说的就是顺应天道运行的客观性和规律性，警示人类在生存发展过程中要遵循规律，重视"执古之道，以御今之有。能知古始，是谓道纪"（《道德经》第十四章）。

（2）天道与人的行为。天道强调的是天呈现的方式方法和所依托依赖的具体形式，"天命不可违""顺天安民"阐释的是天自身的"意志性"。天道之法与人道之德的相互统一，强调的是天的感应性与人的呼应性的结合，都是人之于天的崇拜和敬畏中表征出来的具体状况，"将天的终极裁定与人间的善恶相连。天是生民的主宰，人间的善恶往往上升为天裁定的价值依据"。②道家强调"天道"的朴素性，认为"道常无名，朴""虽小，天下莫能臣""侯王若能守之，万物将自宾"的道理，充分重视天道的重要，以之推进地道的协同，彰显"天地相合，以降甘露，民莫之令而自均"的风尚。强调人行为对道的遵循和顺势，突出"道生一、一生二、二生三，三生万物"和"人法地、地法天、天法道、道法自然"（《道德经》第二十五章）的逻辑旨归。

（3）自然与人的契合。从农业社会走出来的乡土文明更为重视"自然以常"的道理。而"天人合一"在社会实践中就是要求个体的言行符合自然运行的规律，实现人与自然的和谐共生。道家认为自然的运行是有规律的，人只有遵循这个规律和秉持这个规律才能获得期待的发展，"孔德之容，惟道是从。道之为物，惟恍惟惚。惚兮恍兮其中有象；恍兮惚兮，其中有物。窈兮冥兮，其中有精；其精甚真，其中有信"（《道德经》第二十一章），人要遵循自然之道的规律，一切对未知的了解都来自对自然之道的遵循和秉承。而实现人与自然的和谐统一，要注重"浩然之气"的滋养，推进个体与自然所需要之气的结合，促进个体气质、气场和气氛的形成，"其为

①　丁为祥. 从"虚气相即"到"知行合一"[J]. 学术月刊，2020（10）：19.

②　王永智，等. 抗疫应彰显中华传统"天人合一"的道德信念观[J]. 道德与文明，2020（09）：24.

气也，至大至刚，以直养而无害，则塞于天地之间。其为气也，配义与道。无是，馁也。是集义所生者，非义袭而取之也"（《孟子·一则》）。

（三）中国共产党人的人文精神理论

"人是什么"？对这个问题的回答是理解人文精神的前提。马克思从社会关系的总和分析人的本质，揭示了资本主义社会人本思想的抽象性和虚伪性，阐明共产主义社会中人的全面发展的丰富内涵，为以马克思主义为指导思想的中国共产党指明了前进方向。中国共产党的根本宗旨就是"全心全意为人民服务"，充分体现了中国共产党对"人"理解的丰富性，这也是新时代医学生人文精神培育的目标和方向。

1. 中国共产党人的"以人民为中心"的思想

（1）以人民利益为中心。中国共产党人始终坚持人民利益导向，着眼于增益和发展人民利益，强调人民立场和人民站位，毛泽东同志高度重视人民在国家中的作用以及人民和国家的关系，坚持认为："人民的国家是保护人民的。有了人民的国家，人民才有可能在全国范围内和全体规模上，用民主的方法，教育自己和改造自己……向着社会主义社会和共产主义社会前进。"[①]新民主主义革命时期，毛泽东指出，"我们的共产党和共产党所领导的八路军、新四军，是革命的队伍。我们这个队伍完全是为着解放人民的，是彻底地为人民的利益工作的"[②]"只要我们为人民的利益坚持好的，为人民的利益改正错的，我们这个队伍就一定会兴旺起来"。[③]当然，以人民利益为中心，要有正确的态度，在工作中要俯下身子，要谦卑和勤勉，周恩来寄语年轻的共产党干部："我们今天是新中国的主人，不能讲起来是无产阶级领导的人民大众的政权，人民民主的国家，可是做起来却是一小圈圈人，不像个领导者，反倒像个孤立主义者，做的跟说的不一样。青年人一定要非常谦虚，不要骄傲，应该觉得自己差得很，事情还做得很少；同时，我们还要团结所有能够争取的人。这就是说，对自己应该自勉自励，

---

① 中共中央文献研究室编. 毛泽东思想年谱（一九二一——一九七五）[M]. 北京：中央文献出版社，2011：661.

② 毛泽东选集（第三卷）[M]. 北京：人民出版社，1991：1004.

③ 毛泽东选集（第三卷）[M]. 北京：人民出版社，1991：1004-1005.

应该严一点，对人家应该宽一点，'严以律己，宽以待人'。"①江泽民强调"我们党是代表最广大人民群众的根本利益的，所以全党同志的一切工作都是全心全意为人民服务的，都是为了实现好、发展好人民的利益，任何脱离群众、任何违反群众意愿和危害群众利益的行为，都是不允许的"。②进入新时代的中国共产党高度关注广大人民群众的利益诉求和对美好生活的向往与期待，习近平同志说："要抓住人民最关心最直接最现实的利益问题，把人民群众的小事当作我们的大事，从人民群众关心的事情做起，从让人民群众满意的事情抓起，加强全方位就业服务。高度重视困难群众帮扶救助工作，加快建成多层次社会保障体系，加强社区治理体系建设，坚持精准扶贫精准脱贫，推进民生保障精准化精细化"。③

（2）以人民力量为根基。习近平同志说过："人民是历史的创造者，是决定党和国家前途命运的根本力量。我们党来自人民、根植人民、服务人民，一旦脱离群众，就会失去生命力。"④调动人民的力量，需要密切同群众的联系，了解群众的需要，服务于人民的利益，为此，中国共产党的各级领导人以身作则、一以贯之地坚持同人民群众勤沟通、勤联络。胡锦涛同志指出："保持党同人民群众的密切联系，是我们党的优良传统，是实现新的历史任务的重要保证，也是加强领导班子思想作风建设必须解决好的根本问题。"⑤江泽民指出"各级干部一定要牢记，联系群众，宣传群众，组织群众，团结群众为实现自己的利益而奋斗，这是我们党的根本力量和优势所在，也是我们各项工作的取胜之道。我们衷心希望大家处处以党和人民的利益为重，以人民群众为本，抛弃一切官僚主义、形式主义的不良习气，真正在领导方法和工作方法方面取得新的进步，在全心全意为人民谋利益方面创造出新的气象。"⑥在社会主义建设中，必须相信群众、依托群众，胡锦涛同志反复强调过："要坚定相信和依靠群众，经常同群众保

① 周恩来选集（上卷）[M]. 北京：人民出版社，1980：328.
② 江泽民. 论"三个代表"[M]. 北京：中央文献出版社，2001：3.
③ 习近平. 习近平谈治国理政（第三卷）[M]. 北京：外文出版社，2020：135-136.
④ 习近平. 习近平谈治国理政（第三卷）[M]. 北京：外文出版社，2020：135.
⑤ 胡锦涛. 胡锦涛文选[M]. 北京：人民出版社，2016：73.
⑥ 江泽民. 江泽民文选（第一卷）[M]. 北京：人民出版社，2006：364.

持密切联系。国家公务人员一定要牢固树立马克思主义群众观点，切实摆正自己同人民群众的关系，自觉置身于群众之中，而不能高踞于群众之上。在工作中要坚持从群众中来、到群众中去的根本工作路线，注重调查研究，尊重群众实践和创造，虚心向群众学习，善于同群众商量办事。要时刻倾听群众呼声，关心群众疾苦，想群众之所想，急群众之所急，办群众之所需。坚决防止和克服官僚主义、形式主义、命令主义等脱离群众的不良作风。"①

（3）以人民福祉为动力。毛泽东同志说过，文化工作者"必须联系群众，而不要脱离群众。要联系群众，就要按照群众的需要和自愿。一切为群众的工作都要从群众的需要出发，而不是从任何良好的个人愿望出发。有许多时候，群众在客观上虽然有了某种改革的需要，但在他们的主观上还没有这种觉悟，群众还没有决心，还不愿实行改革，我们就要耐心等待，直到经过我们的工作，群众的多数有了觉悟，有了决心，自愿实行改革，才去实行这种改革，否则就会脱离群众。凡是需要群众参加的工作，如果没有群众的自觉和自愿，就会流于徒有形式而失败"。②邓小平同志曾指出，"社会主义要消灭贫穷。贫穷不是社会主义，更不是共产主义"。③为人民福祉服务是中国共产党人秉承的一贯宗旨，无论何时何地，都要认认真真考量人民群众的真切需要，毛泽东同志说："一条是群众的实际上的需要，而不是我们脑子里头幻想出来的需要；一条是群众的自愿，由群众自己下决心，而不是由我们代替群众下决心。"④邓小平从社会主义的共同富裕原则出发，情真意切地嘱咐各级领导干部"一定要关心群众生活。这个问题不是说一句话就可以解决的，要做许多踏踏实实的工作"。⑤为人民福祉增益服务和着想，既要让广大人民群众看得见、摸得到能够得到的实惠，也要让广大人民群众真切地理解和领会苦干实干的态度，邓小平同志要求党员干部对人民的利益诉求要多给予理解："要大力加强党的组织、党员同

① 胡锦涛. 胡锦涛文选 [M]. 北京：人民出版社，2016：284.
② 毛泽东选集（第三卷）[M]. 北京：人民出版社，1991：1012.
③ 邓小平. 邓小平文选（第三卷）[M]. 北京：人民出版社，1993：36-64.
④ 毛泽东选集（第三卷）[M]. 北京：人民出版社，1991：1013.
⑤ 中共中央文献研究室. 邓小平同志论加强党和人民群众的联系 [M]. 北京：中国工人出版社，1990：64.

群众的联系，要把国家的形势和困难、党的工作和政策经常真实地告诉群众。要坚决批评和纠正各种脱离群众、对群众疾苦不闻不问的错误。群众是我们力量的源泉，群众路线和群众观点是我们的传家宝。党的组织、党员和党的干部，必须同群众打成一片，绝对不能同群众相对立。一定要努力帮助群众解决一切能够解决的困难。暂时无法解决的困难，要耐心恳切地向群众解释清楚。"①

2. 中国共产党人的使命担当思想

中国共产党的根本宗旨就是全心全意为人民服务，在个人价值上强调和突出"对社会的责任和贡献"，主要体现在以下几个方面。

（1）敬业思想。"敬业"是社会主义核心价值观的重要内容之一，描述的是个体对所从事职业的珍惜、爱戴、敬畏、呵护和认同的态度，也是社会一分子赖居于世的重要支撑，"国家富强、社会安定、民族兴盛和行业发展，都离不开对工作兢兢业业的行为和对事业恪尽职守的敬业者"。②敬业是个体及其附着家庭实现美好生活的重要依托，也是社会和谐的重要内容。在社会主义现代化建设过程中，伴随着专业化程度的提高，人与人之间的相互依赖性、相互影响性变得越发多样和重要，"作为主体的个人，首先必须敬业，在敬业的基础上实现立业，然后我们才可能上不辱父母、下不愧子孙，大不愧社会、小不愧家庭，做一个对家庭、对国家、对社会有用的人。敬业是推动社会发展的根本精神动力。人民创造历史，劳动开创未来。劳动是推动人类社会进步的根本力量。与劳动密切相关的敬业观则是推动社会发展的根本精神动力"。③成家立业、建功立业一直是社会对个体成长和发展的期待，也是个体行走于世界的重要支撑条件。

（2）奉献思想。马克思主义认为，人的价值在于对社会的责任和奉献。奉献是社会所期待的一种美好价值，只有每一个个体都具有一定的奉献精神，人人都秉承把奉献作为一种价值追求，社会才可能实现真正意义上的

① 中共中央文献研究室. 邓小平同志论加强党和人民群众的联系 [M]. 北京：中国工人出版社，1990：118.

② 陈悦，等. 论社会主义核心价值观之"敬业"观对马克思劳动观的丰富和发展 [J]. 学校党建与思想教育，2018（02）：8.

③ 张学森. 我们需要什么样的敬业观 [N]. 学习时报，2016-08-04.

美好。长期以来，奉献精神作为中华民族的一种美德，不断推进中国人民和中华民族走向繁荣、富强和昌盛。可以说，奉献精神是成就社会、国家和民族的重要内在动力。对于新时代青年，习近平同志有更深切的期待："在中国特色社会主义伟大旗帜的带领下，中华民族已经全面进入新时代，青年一代即将成为社会主义现代化事业建设的中坚力量与民族的希望，广大青年理应为了国家与民族的未来奉献自己的青春与热血。"① 任何一个社会的发展都需要汇聚每一个个体奉献的涓流，为此才能汇聚而成国家发展的海洋，尤其是作为社会医患救治的医学工作者，更要心怀仁德，在救治病患中传导奉献精神，让人民真正体验医疗的美好，最大限度地减轻疾病所带来的痛苦。正如习近平总书记所指出，"我们的目标很宏伟，但也很朴素，归根结底就是让全体中国人都过上更好的日子"。②

（3）逆行者精神。中国共产党诞生于中华民族危难之际，为了国家独立和人民幸福，一批又一批的中国共产党党员，抛弃个人原有的安逸生活，走上充满生死考验的艰难道路，这种公而忘私、国而忘家的逆行者精神是人性光辉的彰显。新时代的共产党员赓续着逆行者精神。面对突如其来的严重疫情，广大医务人员白衣为甲、逆行出征，舍生忘死挽救生命。全国数百万名医务人员奋战在抗疫一线，给病毒肆虐的漫漫黑夜带来了光明，生死救援情景感天动地！ 54 万名湖北省和武汉市医务人员同病毒短兵相接，率先打响了疫情防控遭遇战。346 支国家医疗队、4 万多名医务人员毅然奔赴前线，很多人在万家团圆的除夕之夜踏上征程。人民军队医务人员牢记我军宗旨，视疫情为命令，召之即来，来之能战，战之能胜。广大医务人员以对人民的赤诚和对生命的敬佑，争分夺秒，连续作战，承受着身体和心理的极限压力，很多人的脸颊被口罩勒出血痕甚至溃烂，很多人双手因汗水长时间浸泡而发白，有的同志甚至以身殉职。广大医务人员用血肉之躯筑起阻击病毒的钢铁长城，挽救了一个又一个垂危生命，诠释了医者仁心和大爱无疆！

① 王永平. 爱国要以奉献精神为起点 [J]. 人民论坛，2019（04）：130.
② 习近平. 习近平谈治国理政（第三卷）[M]. 北京：外文出版社，2020：134.

二、红医文化融入医学院校人文精神培育的现实依据

近代的中国长期处于半殖民半封建社会，中国老百姓饱受贫苦和疾病的摧残，生活苦不堪言。同时，帝国主义列强的势力侵入中国的各个方面，其中与百姓健康密切相关的医疗卫生行业自然也被利用，作为重要的侵略工具。20 世纪 20 年代前后，中国无产阶级开始走上中国的政治舞台，具有中国特色的红色医疗卫生事业得以初步发展，同时红医文化也逐渐在此过程中萌芽、发展直至逐渐成熟起来。党中央在十九届六中全会上通过的《中共中央关于党的百年奋斗重大成就和历史经验的决议》中总结了党的百年奋斗重大成就和历史经验，将其主要分为四个主要历史阶段：新民主主义时期、社会主义革命与建设时期、改革开放和社会主义现代化建设时期、中国特色社会主义新时代。红医文化作为中国社会主义医疗卫生事业发展的精神结晶，自然也贯穿于这四个历史时期。所以，对于红医文化的历史渊源的追溯也应该从这四个历史时期进行总结，红医文化的历史渊源为红医文化融入医学院校人文精神培育提供了现实依据。

（一）新民主主义革命时期的红医文化

新民主主义革命时期，全国各族人民同时遭受到帝国主义、封建主义、官僚资本主义的三重压迫，所以争取民族独立、人民解放，为实现中华民族伟大复兴创造根本社会条件成为当时中国共产党开展革命的主要任务。为最终取得新民主主义革命的胜利，中国共产党领导全国人民进行了一系列斗争，根据革命对象的不同主要可以分为三个阶段：土地革命时期、抗日战争时期、解放战争时期。所以，为了更加全面、客观地对新民主主义革命时期的红医文化进行总结概括，将从三个部分对红医文化进行梳理。

1. 土地革命时期的红医文化

1927 年中国共产党在经历大革命失败之后，逐渐意识到要取得革命的胜利必须要掌握革命的领导权，用适合中国国情的方针和道路解决中国自身问题。当时，以毛泽东为主要代表的中国共产党人率领红军队伍上了井冈山，后经过不断地总结经验教训，终于，在实践上开始探索出一条引导中国革命走向胜利的正确道路；在理论上逐渐创立起马克思主义理论与中国革命具体实际相结合的毛泽东思想，毛泽东的卫生思想也在这一时期开

始形成，红医文化在此阶段开始萌芽。当时由于国民党当局对中国共产党进行全面封锁，使当地军民的生活日用品严重短缺，特别是医疗用品的缺少让军队伤员的治疗举步维艰，也让领导集体们意识到建设有力的医疗卫生系统的重要性。所以，土地革命时期的红医文化主要来源于当时苏区红军医院的建设和红色医生的培养的实践活动之中。

1928年，毛泽东在中共湘赣边界党的第二次代表大会上提出："巩固此根据地的方法：第一，修筑完备的工事；第二，储备充足的粮食；第三建设较好的红军医院。"[①]在此刻毛泽东把建设红军医院作为巩固根据地的三件大事之一，其原因一是优化医疗卫生系统能够让队伍里的伤病员得到更有效的治疗，二是同时能尽力满足根据地百姓的看病需求，促进根据地群众工作的开展。土地革命时期的红医文化主要体现在人民性和政治性这两点之上，人民性表现为当时中国共产党临时中央政府颁布《卫生防疫条例》和《卫生运动的纲要》来号召根据地群众改变不卫生的生活习惯，宣传科学合理的生活方式，把疾病控制工作从预防开始做起。同时，毛泽东还明确指出：红军医院的任务"除了给红军看病外，也要给老百姓看病"，[②]也充分体现出红军医院的建设和红军医生的培养符合中国共产党"为人民服务"的宗旨。土地革命时期的红医文化所具有的政治性表现为重视卫生工作队伍的思想建设上：对内来看，毛泽东对时任军医学校（后改为红军卫生学校）的校长贺诚提出办学要求："业务技术不可不学，但不能放松政治思想教育，我们要培养红色医生。"[③]致力于培养出政治坚定、忠于人民忠于革命的红色卫生队伍。对外来看，中国共产党积极团结党外卫生工作者，毛泽东还亲自做他们的思想教育工作，努力把他们都统一到卫生革命工作的战线中来。当时，傅连暲由一名基督徒成长为一名无产阶级战士；另一名毕业于圣约翰大学的医生戴济民也在毛泽东的动员下加入了红军队伍，并且担任了红军总医院院长，体现出当时毛泽东为代表的中国共产党一直都对医疗卫生事业发展过程中的思想政治工作保持了高度的重视。

① 毛泽东选集（第一卷）[M]. 北京：人民出版社，1991：53–54.

② 中共中央文献研究室编. 毛泽东年谱（一八九三——一九四九）上卷 [M]. 北京：中央文献出版社，2013：394.

③ 冯彩章，李葆定. 贺诚传 [M]. 北京：解放军出版社，1984：68.

经过土地革命时期中国特色社会主义卫生事业的初步发展，红医文化也开始萌芽。这一时期卫生工作的指导思想符合了当时客观环境的需求，同时，也为后来红色医疗卫生事业的发展奠定了基础，之后红医文化也是在此基础上一步步丰富和完善。

2. 抗日战争时期的红医文化

抗日战争全面爆发以后，国共两党展开合作对抗日本侵略，在一定程度上中国共产党领导的军队政权得到一些补给和支持，条件相比土地革命时期有所改善。但是，由于抗日战争时期战线广且分散，再加上国民党始终对共产党心存防备，实际上并不会对中国共产党领导的卫生事业提供根本性的援助，所以，当时的革命卫生事业虽然有所发展，但依然面临着腹背受敌、缺医少药的困境。正是因为处在这种恶劣的客观环境之中，红医文化在主观精神层面所发挥的驱动力就显得更加重要。

抗日战争即将取得胜利的前夕，以毛泽东同志为首的领导集体在党的第七次全国代表大会上第一次明确把人民的医疗卫生事业作为党的事业的一部分，这标志着红医文化开始逐渐走向成熟。抗日战争时期的红医文化在继承以往思想的基础上，在专业技术的发展方面注入了开拓创新的精神，同时也对红色医务工作者们的专业水平做出了更高的要求。中国共产党在延安根据地革命时期，毛泽东提出"应当积极地预防和医治人民的疾病，推广人民的医疗卫生事业"[①]，从而培养了一支红色医疗卫生干部队伍，有力地支援了抗日战争期间的伤员治疗。不仅如此，中国共产党在强调党的医疗卫生事业就是人民的医疗卫生事业的同时，也注意坚定医疗卫生事业的社会主义方向；不仅如此，毛泽东还特地在家宴上邀请延安中央医院医生、护士代表，席间为他们讲政治，借此机会对他们进行思想政治教育。抗日战争时期的中国共产党领导的医疗卫生事业不仅强调对西医的钻研，同时也提出对中医要加强重视，实现"中西医结合"的综合治疗方式。在当时缺医少药的客观条件之下，对于中医和西医二者结合的方式非常符合时宜，不仅有利于避免因药物缺少而阻碍患者的治疗，也有利于把中医领域的人才聚集到红色医疗卫生战线中；同时，在当时日本侵略者企图全方

位侵略打压中国的情况下，重新把中医放在重要地位在一定程度上能帮助中华民族提升文化自信。

由此可见，虽然中国共产党领导的医疗卫生事业在抗日战争时期依然处在艰苦的客观环境中，但是红医文化在此时期还是逐渐显现出了完整的形态。在此时期主要体现了三个维度的红医文化：理想信念、价值取向和技术追求，后来红医文化的发展主要也是围绕这三个方面展开的。

3. 解放战争时期的红医文化

解放战争时期中国医疗卫生事业的发展却较之前有了质的飞跃，主要体现在医疗卫生机构的设立、药品器材的生产、卫生干部的培养、医疗卫生刊物的出版等方面都有了根本性的发展。这些巨大发展不仅得益于中国共产党正确的政策方针做指导、人民群众与中国共产党齐心协力进行红色医疗卫生事业的建设，还得益于红医文化的传承坚定了红色医疗卫生事业的发展方向，这就是红色医疗卫生机构与国民党和西方帝国主义开办的医院形成鲜明对比的原因所在。

1945年10月4日，中国共产党中央军委成立总卫生部统一调配全国的医疗卫生工作。同年11月，在党中央"向北发展，向南防御"的战略方针的指导下，时任卫生部副部长王斌奉党中央命令率领中国医科大学部分师生北迁至会江省，全力支持前线伤病员的救治工作。从解放战争时期关于医疗卫生工作的指导文件和会议记录可以看出，在此时期中国共产党对红医文化的继承与发展依然围绕理想信念、价值取向、技术追求三个方面展开，具体体现在以下几个方面。首先，中国共产党领导的社会主义卫生事业依然把人民群众放在首位，其中包括集中力量救治伤病员和全力发动人民群众两部分。当时总卫生部为了统一工作思想、明确工作方向，于1946年11月在佳木斯市召开了一系列关于更好地开展根据地医疗卫生工作的会议。贺诚指出："一切为了伤病员，就是我党我军为人民服务的宗旨。"[①] 此方针被贯彻到各项医疗卫生工作的执行过程中，提高了医务人员的责任心，凝聚了队伍的士气。同时，中国共产党一直把人民群众作为革命胜利和医疗卫生事业发展的重要力量。在被问到是否有信心取得根据地防疫工作的

① 冯彩章，李葆定. 贺诚同志同东北解放战争的卫生工作（上）[J]. 医院管理，1984（08）：47-51.

胜利时，贺诚坚定回答道："我军有群众性的卫生工作基础，只要卫生部门加强指导，发动群众，一定可以战胜包括鼠疫在内的各种流行病。"① 可见，党的医疗卫生事业从来都是人民群众的医疗卫生事业，人民群众是社会主义医疗卫生事业发展的基础，医疗卫生事业的发展又给人民群众的健康带来保障。所以红医文化中"救死扶伤，人民至上"的内涵充分体现了中国共产党领导的医疗卫生事业和人民群众间的紧密联系。其次，为了保障人民的医疗卫生事业始终坚定社会主义的正确方向，党中央意识到培养属于自己的社会主义卫生事业的医务工作者至关重要。所以，解放战争三年的时间中，在党中央的领导指示下，短时间内培养了大批的基层卫生干部。据文件统计："到全国解放时，全军所办学校毕业的医生和司药已近6 000人，加上短期训练班和在工作中培养的医务人员，全军医、护卫生人员70%以上是自己培养出来的。"② 这些干部后来成了新中国医疗卫生事业发展的骨干力量，为中国特色社会主义卫生事业的发展打下坚实基础。最后，党中央在解放战争时期越来越重视独立生产药品和医疗器材，减少对外的依赖程度，比如，华北卫生材料厂不仅生产了很多药品和卫生材料，并且广泛地发动卫生技术人员就地取材，用土法制造简单手术器械，保证了军队和民用的需要。不仅如此，为了提高医务工作人员的专业技术，还不断引进先进的医疗技术和理论，直接表现就是当时有大量的医学相关的刊物出版发行，据统计："解放战争四年间，全军出版了医药书籍776 270册，杂志126 750册，还有卫生画刊24 000册。"③ 可见，在解放战争时期中国共产党对医疗卫生事业的发展就表现出了开拓创新精神和精益求精的专业态度。

解放战争时期中国的卫生事业有了很大的发展，为新中国成立以后中国共产党领导全国各族人民建设社会主义医疗卫生事业奠定了基础。红色卫生优良传统对此阶段的发展起到了承上启下的作用，总结了土地革命时期和抗日战争时期的革命经验，在此基础上进行了巩固和发展，为社会主

① 冯彩章，李葆定. 贺诚同志同东北解放战争的卫生工作（上）[J]. 医院管理，1984（08）：47-51.
② 甄志亚. 中国医学史 [M]. 北京：人民卫生出版社，2008：558.
③ 甄志亚. 中国医学史 [M]. 北京：人民卫生出版社，2008：559.

义卫生事业的全面建设做好了思想准备。

（二）社会主义革命与建设时期的红医文化

中华人民共和国成立以后，在以毛泽东为核心的党的第一代中央领导集体的领导下，中国的医疗卫生事业的发展拥有相对和平稳定的外部环境，中国医疗卫生事业进入了一个崭新的时期。在中央人民政府先后颁发的《共同纲领》《中华人民共和国宪法》及各届卫生工作会议中，都把发展新中国的医疗卫生事业放在了重要的战略位置，提出了要大力发展人民的医疗卫生事业，保护人民的健康。在毛泽东为核心的党的第一代中央领导集体的指示下，制定了新中国的卫生工作方针，并且号召开展了一系列爱国卫生运动，积极防治危害人民健康的疾病，有步骤地结合互助合作运动开展农村卫生工作。这些实践活动丰富了红医文化，使红医文化的内涵在新的历史条件下得以进一步发展和完善。

新中国成立初期，经历长期战争摧残的旧中国遗留下来的缺医少药、医疗卫生条件极差的客观环境迫切需要改善。1950 年 8 月，党中央在北京召开了第一届全国卫生会议，毛泽东为会议题词："团结新老中西各部分医药卫生工作人员，组成巩固的统一战线，为展开伟大的人民卫生工作而奋斗。"同时，毛泽东还号召开展以除害灭病、移风易俗、改造国家为中心内容的爱国卫生运动。在题词精神的指导下和对爱国卫生运动的实践经验的总结下，规定了"面向工农兵、预防为主、团结中西医、卫生工作和群众运动相结合"为中国卫生工作的四原则。后来的实践证明，这个方针不仅符合中国的国情，还充分反映了我国社会主义卫生事业的本质，揭示了发展中国卫生事业的根本目的在于提高人民的健康水平，更是全面彰显了中国社会主义卫生事业所蕴含的红医文化。

在中国进行社会主义建设的初期，中国共产党全党上下对于医疗卫生事业的发展都相当重视，党的第一代中央领导集体，老一辈无产阶级革命家们都对当时中国的医疗卫生事业的发展尤其关心，特别是对"为人民服务"宗旨的贯彻更是进行了反复强调。1957 年，周恩来在党的八届三中全会的报告中提出，今后医院的方针应该是"为6亿人民服务，城乡兼顾"①。同时，要进行医疗制度改革，要便利人民看病就医，加强医务工作者的教育，树立为人民服务的医疗态度。1965年，刘少奇为贯彻执行毛泽东"把医疗卫生工作的重点放到农村去"②的指示，在会见钱信忠时强调："城市医院下去一半人行不行？你们考虑研究。如果不行，下去三分之一行不行？一个公社除内科医生外，还要有一个能解决常见眼疾、牙病的医生。"③除此之外，胡耀邦、李先念、陈云等同志也先后题词，希望做好地方病的防治工作，造福人民。当时的医务工作者对于自我身份的认知不仅仅是救死扶伤的医生，还是社会主义医疗卫生事业的建设者，更是中国人民健康的守护者。所以在那个时期的大多数医务工作者都时刻做好为社会主义医疗卫生事业奉献自己的准备，他们积极响应党中央的号召，主动到当时条件艰苦的农村地区支援基层的卫生工作，直接为农民服务。在病人多医生少的农村卫生所，许多乡村医生不仅要懂得自己专业的医疗知识，为了更好地解决病人的困难，还学习了全科的相关医学知识，致力于为社会主义医疗卫生事业的发展添砖加瓦，充分体现出医务工作者"政治坚定，无私奉献"的优良品质。在社会主义建设初期，中国社会各行各业百废待兴，党中央领导集体更是非常重视对于医疗卫生行业的规范，特别是对医务工作人员和医学生的教育培养做出了一系列指示。毛泽东尤其注重"中西医结合"的医疗技术的发展，他提出要运用现代科学的知识和方法来整理和研究我国旧有的中医中药，以便把中医中药的知识和西医西药的知识结合起来，创造中国统一的新医学、新药学。为了贯彻以毛泽东为核心的党中央的指导精神，在1958年10月11日，卫生部党组作出了《关于组织西医离职学习中医的学习班报告》，此报告在当时推动了全国各地举办了各种类型的西医离职学习班，为中国的社会主义医疗卫生事业的发展输送了大批在医学、教学、科研中实行中西结合的骨干。这些实践活动体现出了红医文化中"勇于开拓，

① 中央档案馆，这个中央文献研究室.中共中央文件选集（一九四九年十月——一九六六年五月）第26册[M].北京：人民出版社，2013：310.

② 中共中央文献研究室.毛泽东思想年编：1921—1975[M].北京：中央文献出版社，2011：937.

③ 朱潮，张慰丰.新中国医学教育史[M].北京医科大学、中国协和医科大学联合出版社，1990：115.

技术优良"的专业要求，也展现出红色医务工作者对专业技术精益求精的工作态度，这样的优良传统也在日后社会主义医疗卫生事业的发展过程中传承了下去。

新中国成立以后，中国逐渐确立了社会主义制度，中国共产党自此以后真正开始全面领导全国各族人民进行社会主义建设，虽然后期出现严重"左"倾错误，阻碍甚至损害了社会主义医疗卫生事业的正常发展，但是毋庸置疑，中国的医疗卫生事业从此彻底走上了社会主义道路，红医文化的完整形态也就此产生，为日后中国社会主义医疗卫生事业的发展指明了正确方向。

（三）改革开放和社会主义现代化建设时期的红医文化

1978 年党的十一届三中全会召开以后，中国进入改革开放时期，其中医疗卫生系统也在改革开放的浪潮中顺势而上、蓬勃发展。改革开放以前，中国的医疗卫生事业由于受到长期极左思想的影响一度陷入缓慢发展状态，行业作风同以往卫生事业发展形成的优良传统逐渐偏离，重塑符合改革开放的时代精神的红医文化与恢复医疗卫生事业的正常发展同样重要。

红医文化是时代的产物，它会随着整个社会政治、经济、文化的发展不断深化自身的内涵，在不同的时代展现出独特的时代特点。1991 年，全国人大第七次会议提出了新时期卫生工作方针，即"贯彻预防为主，依靠科技进步，动员全社会参与，中西医并重、为人民健康服务的方针，同时把医疗卫生工作的重点放在农村"①。从方针中可以明确看出改革开放以后的卫生观大部分继承了新中国成立初期的卫生观，特别是为人民健康服务的思想在中国医疗卫生事业发展史中一以贯之。2003 年非典（SARS）爆发，抗击非典是公共卫生事业的转折点，党中央在疫情中得到启示并且更加高度重视卫生工作，把老百姓"看病难、看病贵"作为党和政府工作报告的中心议题。对此党将保障人民健康的医疗卫生纳入"以改善民生为重点的社会建设"之中，明确提出"健康是人全面发展的基础，关系千家万户幸

① 李鹏. 关于国民经济和社会发展十年计划和第八个五年计划纲要的报告（1991 年 3 月 25 日在第七届全国人民代表大会第四次会议上）[M]. 北京：人民出版社，191：149.

福"①。改革开放时期卫生工作方针的制定与修正过程可以看出，中国社会主义医疗卫生事业始终将人民利益、人民健康放在首位，这也正是红医文化的根基所在。从专业追求层面来看，改革开放时期的卫生工作方针更强调"依靠科技进步"，这也体现出这一时期医疗技术的发展重心转移到了科学技术的研发上，具有鲜明的时代特色。对此邓小平提出"科学技术是第一生产力"②的观点，强调要尊重知识、尊重人才，要加强科研工作。在1996 年的全国卫生工作会议上，党中央把原方针中"依靠科技进步"改为"依靠科教进步"，突出了教育和人才培养在卫生事业建设中的作用，进一步体现出中国医疗卫生事业"勇于开拓，技术优良"的优良传统。

虽然在不同时期中国所面临的社会主义现代化建设任务、历史条件、卫生状况有所不同，各个时期医疗卫生工作的工作重心也有所不同，但是提高人民的健康卫生水平，始终是全党和全国人民的不懈追求。改革开放让中国社会发生了翻天覆地的变化，也为中国医疗卫生事业现代化的发展带来了机遇和挑战。中国社会主义医疗卫生事业始终牢记和传承红医文化，永远坚定社会主义道路的信念，全心全意为人民服务的宗旨和实事求是的实践作风。

（四）中国特色社会主义新时代的红医文化

党的十八大以来，中国特色社会主义进入新时代。2017 年在中国共产党第十九次全国代表大会上，习近平指出："经过长期努力，中国特色社会主义进入了新时代，这是我国发展新的历史方位。"③在新时代的背景下，红医文化具有了新的内涵，并且继续在中国特色社会主义医疗卫生事业中发挥着引领作用。进入新时代，中国社会主要矛盾转变为人民日益增长的美好生活需要与不平衡不充分的发展之间的矛盾，对于中国医疗卫生事业的发展目标来看，就是要满足人民群众日益增长的优质医疗卫生需求。习近平同志强调："要把人民健康放在优先发展的战略地位，以普及健康生活、优化健康服务、完善健康保障、建设健康环境、发展健康产业为重点，加快推进健康中国建设，努力全方位、全周期保障人民健康，为实现'两个一百年'奋斗目标、实现中华民族伟大复兴的中国梦打下坚实健康基础。"①党的十九大上，习近平总书记正式提出要"实施健康中国战略"，为了积极响应会议精神，党中央通过了一系列决议推动中国特色社会主义医疗卫生事业的改革发展。比如，建立覆盖城乡居民的基本医疗卫生制度，完善基本医疗保障制度，健全公共卫生服务和医疗卫生基础设施建设……从卫生政策和实践可以看出，新时代中国特色社会主义时期的卫生思想，是对之前中国革命与建设时期红医文化的总结与发展，具有明显的一贯性和延续性。新时代的红色卫生优良传统对于当下中国医疗卫生事业的发展有指导作用，对未来中国医疗卫生事业的发展有启示作用。最直观的就是2020年抗击新冠疫情战斗在一线的医务工作者，他们实际的行动鲜明地体现出贯穿在整个中国社会主义医疗卫生事业发展历史中所形成的"政治坚定、无私奉献、救死扶伤、人民至上、勇于开拓、技术优良"的优良传统，为未来要成为医务工作者的医学生们上了一堂最好的思想政治教育课。

通过对中国革命、建设和改革的各个时期医疗卫生事业的发展状况的梳理，总结出红医文化从萌芽、初步发展、逐步完善再到较为完整的发展过程。红医文化会随着中国医疗卫生事业的发展而继续发展，为中国特色社会主义医疗卫生事业的持续健康发展发挥好引领作用。

---

① 习近平. 习近平谈治国理政（第二卷）[M]. 北京：外文出版社，2017：370.

第三章　红医文化融入医学院校
人文精神培育的现实审视

为了把红医文化更好地融入医学院校人文精神培育，首先需要对医学院校人文精神培育的现状进行深刻的了解，充分分析其所面临的问题和阻碍，为探索红医文化融入医学院校人文精神培育落实到实践的有效路径提供现实参考。

一、医学院校人文精神培育的现状分析

（一）我国医学院校人文精神培育的主要成就

1. 教学体系初步形成

其一，在医学院校中开设医学人文学科课程。医学人文课程和教学作为医学教育的构成部分不仅早已成为共识，而且成为十分活跃的教学实践活动。尽管不同层次的医学院校受各种条件和环境的影响，所开设课程的数量和质量及教学方式不尽相同，但从目前开设课程的情况看，医学人文学科课程和教学纳入了我国医学教育的总体框架，成了其不可或缺的构成部分。40多年来，中国的医学院校不仅完成了医学人文课程从无到有的过程，而且完成了从自发到自觉、从少到多、从单一到群化、从零散学科到逐渐体系化的过程，这是中国的医学人文学科教学从量变到质变的过程，虽然什么时候发生质变并没有明确的时间节点，在不同的高校这一过程并不一致，但从相关文献及本书调查研究的情况分析，可以肯定这一过程总体上已基本完结（个别医学院校的落后并不影响总体上的质性跨越），而正在进行中的过程，是医学人文课程与教学体系优化、丰富课程设置和内容及

全面提升教学质量的过程。

其二，医学人文课程体系和教学体系已初步形成。与国际医学人文学科及医学院校的课程设置情况比较，我国的医学人文类课程门类总体上并不落伍，虽然有些课程的名称与国外医学院校的同类课程不尽相同，有些课程国内尚未开设，但是核心课程的类别和主要内容，基本上都已经在我国的医学院校开展教学，只是有些课程受师资和其他条件限制不够平衡，有些课程只是在部分甚至少部分医学院校中开设。虽然在不同层次的院校，这两个体系的成熟程度并不平衡，但是从课程设置及教学要素的构成看，多数院校都能够按照教育部的有关规定，将医学伦理学、医患沟通学、医学心理学等课程纳入教学安排，有条件的院校，也以选修、限选等形式开设了医学史、医学哲学、医学社会学等其他课程，这些课程大多在我国医学人文学科核心课程范围内。课程体系和教学体系初步建立的标志，一是在医药学各专业的培养方案中，无一例外地在培养目标的要求上，明确了医学生要具备医学人文素养，掌握医学人文相关知识，确立医学人文精神等，这说明医学人文属于医学教育教学应有之义的观念得以稳固确立。二是医学院校在医学教学的总体架构中，都将医学人文类课程作为其构成部分，形成了相应的课时、师资、教材、授课方式、学分、考核及教学评价等常规教学环节的安排。几十年来，各院校已经经历了至少两代人（师资）甚至三代人的教学更替，积累了一定的教学经验，形成了各具特色的教学范式。三是从培养方案可见，大多数医学院校医学人文课程教学内容的设计和安排，与学生的接受能力及生物医学专业知识的学习进度相匹配，循序渐进，从学生的阶段性需求出发，减少课程内容讲授的盲目性，避免过大的错位与超前于生物医学知识学习进度。四是调查两大主体普遍认为，授课教师大多能做到关注学科前沿，注重将国际、国内新的医学人文信息融入教学内容中，特别是能够将媒体传播关涉医学人文问题的案例融入课程和教学，以增加教学对现实问题的关注，也增强了课程的趣味性。

其三，我国医学院校医学人文课程和教学建设的学校环境不断优化。医学院校教学存在的最大困难之一，就是医学专业学科多、知识量大、需要记忆的内容多、课程负担重。40多年来，国际医学教育改革注重医学人文学科教育的趋势，中国医学人文学科自身发展对教学融入力度的加大，新兴医学人文学科和内容的不断引进，导致医学院校非生物医学专业课程的学时不断增加，该领域教师队伍也要不断扩大，给学校带来多方面的教学压力。教育部和原卫生部颁布的《中国本科医学教育标准——临床医学专业（2016 版）》规定开设医学伦理学和卫生法学课程，其他医学人文学科课程开设与否和开设多少门数，一般由学校从本校实际情况出发来决定。[①]我国目前各高等院校开设的该类课程较齐全，这与学校领导和教学管理层对医学人文学科的认知程度和教学观念的转变有关，也与我国医学院校逐渐形成良好的医学人文教学氛围有关。医学人文学科课程与教学良性环境的形成，也与我国 40 多年来医学人文学科的整体性进步和所取得的成果向教育领域的转化有关。

其四，医学人文学科教学方式和方法不断创新。40 多年来，部分医学院校在医学人文课程教学的方式和方法上积累了丰富的经验，从这些学科的特点出发，将"从问题出发"作为课程讲授的基本思路，注重引导学生对医学文化、伦理、法律和社会等各方面问题的观察、认识和思考，把 CBL（以临床病例为基础的学习方法）、PBL（以问题为导向的教学方法）、讨论式教学、辩论式教学、情景模拟式教学和参与式教学等多种教学方式引入医学人文课程，产生了很好的教学效果。这一结论源于本书研究所做的调查分析。

2. 教材建设成果显著

医学人文学科的教材建设成绩斐然。访谈中业内专家普遍认为，中国医学人文学科发展 40 多年来最大的成就之一，就是学科教材建设取得了显著的成就。从 20 世纪 80 年代初开始，在没有国家级规划教材的情况下，各院校之间就开始协作编写医学人文学科的各类教材，《医学辩证法》《医学伦理学》《医学哲学》《医学总论》《医学社会学》《医学法学》《医学人文学》《医学美学》等多个版本教材出版，每年都有大量的教材更新或新编。改革开放以后，由原卫生部医学教育局组编的《现代医学引论》（阮芳赋编著，黑龙江科技出版社 1982 年版）等国家级规划教材，[②]其后

---

① 北京大学医学教育研究所. 中国本科医学教育标准——临床医学专业（2016 版）[EB/OL].（2020-12-23）[2020-04-06]. http://ime.bjmu.edu.cn/cgzs/197708.htm.

② 杜治政. 要重视医学的总体研究 [J]. 医学与哲学, 1982（06）: 2.

本科生和研究生教学使用的《医学哲学》《医学伦理学》《医患沟通学》《医学导论》《卫生法学》《医学心理学》《临床心理学》等教材相继出版；此外，其他国家级出版社如高等教育出版社也组织编写了多个版本的医学人文类教材，各院校自编教材的数量也很多。这些教材在医学人文学科的教学实践中发挥了重要作用，其最大的贡献还在于，这些教材被纳入了国家传统的生物医学教材体系，对建构与生物医学学科一体化的教材体系和课程体系起到了改变教学观念的作用，且这类教材在医学类教材中被划归为"医学人文学科类"，如同医学教材分为基础科学类、医学基础类、临床医学类、公共卫生医学类、辅助学科类一样，增加了医学人文学科这一类教材，这种划分对医学人文"学科群"概念和现实中学科的归类起到了认知和强化作用。教材建设值得肯定的是，国家规划教材基本能做到每五年一更新，能够根据国际国内新的研究动向和新信息而对教材结构和内容做出调整；关注国际这一领域所形成的新学科，及时引进并编写相关教学用书，一些院校迅速跟进开设这些新的课程，从而为普遍开设新课程打下基础。

3. 师资队伍不断壮大

40多年来，中国医学人文教学领域培养了一支专业教师队伍。医学人文学科尚未进入国家学科分类目录，虽然许多医学院校成立了医学人文学院，但在本科阶段设置医学人文类专业的院校极少，因此，大规模培养医学人文学科专业人才的任务，可通过硕士和博士阶段完成。40多年来我国培养了为数不少的医学人文类硕博士毕业生，其中部分人才始终工作在医学人文学科教学一线。但是在40多年的医学人文教学实践中，我国的医学院校形成了由多学科、多专业背景构成的医学人文教学队伍，部分教师从哲学、伦理学、医学、教育学、历史学、思想政治教育等相近专业转向医学人文学科教学，虽然存在知识结构上的短板，但是教学队伍无论是专业结构、学历结构、学缘结构、年龄结构等都不断趋于合理，一批有留学经历的年轻学者加入了教师队伍，实现了医学人文课程和教学接轨于国际相关领域，对及时引进国际最新信息发挥了重要作用。此外，近年来越来越多的综合大学相关人文社会科学专业硕士和博士生的培养，开始关注和转向医学人文学科的研究，期待能为医学人文学科的教师队伍培养和输送专门人才，也因此打开了综合性大学开设医学人文学科研究的大门。

4. 医学生对人文精神理解与认知有所深入

人文精神是关于对"人的本质"的追问及其对"人的本质"的反问，是人"何以为人"和"何以为事"的操守和秉持。人文精神与时代环境紧密关联，什么样的时代就会产生什么样的人文精神，就会需要什么样的人文精神。相反，人文精神对时代发展也具有重要的反作用。广大医学生正值青春年华，是学习，求知，树立正确世界观、人生观和价值观的关键时期，如何引导广大医学生既学习好医学专业知识，又学习好马克思主义人文科学知识，是高校义不容辞的责任和使命。人文知识的构成是复杂的，人文精神的养成也绝非容易之事。医学生人文精神培育，必须从医学生认知人文精神这个基本概念入手，才能在学习、生活和工作中不断地感悟、不断地体会和不断地加强。通过人文精神培育相关课程，大学生对"人文精神""人文意识""人文理念""人文素养"等词汇有了一定程度的认识。

5. 人文精神在医学生中的传播有所加强

医学生人文精神培育是在马克思主义理论的指导下推进和加强的，是医学生学习和践行习近平新时代中国特色社会主义思想的最主要表现形式，是立德树人的重要支撑。人文精神是从概念体系到知识体系，从理论逻辑到实践逻辑不断增持的过程，是推动学生由不知道向知道、由知之较少向知之较多、由理论向实践不断过渡的过程。作为关系时代新医人培养质量的重要环节，人文精神培育被党和政府赋予了很多期待、被广大人民群众赋予了很多期待。医学生人文精神培育，极大推动了人文精神在学生中的传播，让广大医学生能更为系统、更为全面地理解和认知人文精神，为广大医学生未来在工作中践行人文精神夯实了坚实的基础。

6. 医学生使命和情怀有所提升

医学生是国家医药卫生事业的专门性人才，是国家医药卫生事业的支撑力量。一名医学生成长成为一名合格的医生需要一个持续的、努力的过程，尤其是需要在特定的时间内对其进行系统的引导、规范和训练。医学院校在医学人才培养方面不断努力，尤其是在医学生人文精神培育领域成效颇丰。从现有医学生人文精神培育效果和医学院校立德树人效果出发，单纯从学生维度看，学生是满意的，也从学校那里获得了极为重要的知识。

（二）医学院校人文精神培育所面临的主要问题

伴随中国经济社会发展水平和质量的全面提升，中国医药卫生事业，尤其是医生的综合素质和综合能力也得到了显著提升，但与广大人民对医药卫生的美好期待还有距离，尤其是表现在对医学生人文精神培育有了更高的要求。

1. 医学人文学科的"合法性"存在问题

对各院校医学人文学科课程与教学产生重要影响自上而下的问题是学科管理不够到位。国家层面的问题主要表现在学科目录调整滞后对医学人文学科发展所产生的影响。可以这样认为，40多年来，中国社会在经济、政治、文化、科技等领域的全面发展，在推动生命科学和医学技术巨大进步的同时，为医学人文学科的发展提供了良好的环境和机遇，但这只是基于该领域学者的学术自觉而被引导进入了医学院校课程和教学，尽管近些年教育部在相关文件中对开设人文社会科学课程做出了规定，实际上，始终没有对这类课程设置及教学体系提出规范性的、全面的要求。笔者分析出于两方面原因，一是因为这一领域总体上发展得不够成熟，国家层面不宜进行过多学科和学术干涉；二是把开设此类课程的自主权赋予学校，给各院校设置课程的主动权和开展教学的自主空间。但是这两种原因带来的直接结果，是医学人文学科的课程设置和教学活动缺乏规范和管理的"野"生长，带来了一系列在课程设置、教学管理、教学效果等方面的问题。国家管理层面的政策和制度性问题，在医学院校的课程和教学层面折射出来，形成了从学科合法性到课程的合理性、教学的自发性乃至盲目性等一系列连锁问题。

其一，医学人文类学科归属问题带来的学科存在"合法"与否的问题。40多年来，始终被学界和教育界诟病的是医学人文学科类属问题。表面上看该问题与医学人文课程和教学没有直接关系，在有些人看来，无论这一学科分属什么学科类别，对医学院校开设这类课程和教学都不会产生影响，因为40多年来，虽然这类学科的类属问题始终没有解决，但并没有影响课程开设和教学活动。事实上，正是因为这类学科没有自己的"名分"，对学科发展带来的不利影响必然延伸到对课程与教学的负面影响，这种影响看似无形，实际上不仅有形而且是深层的影响。如果国家层面的学科规划和制度不把医学人文学科作为一级学科，虽然每个学科可以独立存在于不同的学科领域，但是医学人文学科在医学中的合法性存在就会受到质疑。可以类比我国高校普遍开设的思想政治理论课，"思想政治理论课"是这类课程的统称，但是本科生思想政治理论课目前所包含的五门课程如果不统摄在这一名下，其所包含的五门分属于不同学科的课程（思政课涉及多个学科，如哲学、经济学、历史学、伦理学、法学、思想政治教育学等），单独在任何高校中开设，都可能不会作为一个学科群体所具有的思政课性质，因为这种特定性质由学科的群化存在形态赋予。尽管医学人文学科与思想政治理论课在课程与教学价值和性质上有一定差异，但是在学科的"多与一""群与单"的关系上具有相同性。正是这种由相同性质的学科构成的特定学科群，改变了每一个独立学科存在的方位，同时将其固有的学科性质因提升了学科层次而做新的解释。医学人文学科的合法性问题，主要不是学科是否以某种形式独立存在的问题，而是能否以学科群形态存在而构成一个学科体系的问题，学科体系在教育意义上转化为教育体系、课程体系和教学体系。尽管本书在前面谈到国内医学人文学科已经形成了课程和教学体系雏形，但这是建立在学界自我认识基础上，从国家顶层设计来看，医学人文学界对学科的自我定位，只能是"一厢情愿"。

学界自认为存在一个所谓的"医学人文学科群（体系）"，实际上在教育部学科目录分类中，是以亚学科的形式存在。比如，生命伦理学，处在哲学一级学科下属的伦理学二级学科中的三级学科的位置，并没有因为该学科在"伦理学"前面有"生命"二字，就划归到生命科学的分类中。这样带来的问题是医学人文学科大多属于交叉或边缘学科，基本上是一个或多个人文社会科学学科与医学交叉形成的学科，是具有双重乃至多重属性的学科，除非在学科分类中设置专门的一级"交叉学科"，而在这类学科下面设置二级或三级的"医学与人文社会科学交叉学科"，其才能真正获得自身的地位。2020 年 12 月，国务院学位委员会、教育部颁布了《关于设置"交叉学科"门类、"集成电路科学与工程"和"国家安全学"一级学科的通知》（学位〔2020〕30 号），由此"交叉学科"成为我国第 14

个学科门类。①部分医学院校申报"人文医学"硕博士点成功获批，这又产生了交叉学科的名称问题，"医学人文"与"人文医学"都是两个领域的交叉，使用哪个概念更合理？还是两个概念可以通用？其中更关键的问题则是人文医学是独立学科，还是一个学科领域？国务院学位委员会发布的《关于印发〈交叉学科设置与管理办法（试行）〉的通知》中明确指出，交叉学科不等于学科交叉，这是两个不同的概念，并对何为交叉学科给出了明确的解释："交叉学科是多个学科相互渗透、融合形成的新学科，具有不同于现有一级学科范畴的概念、理论和方法体系，已成为学科、知识发展的新领域。"②

　　如果按照原有的学科分类体系，并不是将医学人文类学科归属到医学类别，而是归属到人文社会科学类的二级或三级学科，其结果必然是这些所谓属于医学人文学科群的学科独立和分散于各母学科中，无以归类，或者说医学人文学科不可能以"类"的形态存在。但是笔者发现一个矛盾问题，在 2021 年国务院学科委员会学科目录申报中，医学人文学界和教育界拟申报"医学人文一级学科"，虽然没有获得通过，但这一行动表明了两点，一是这次申报归属为医学类的一级学科，与基础医学、临床医学、预防医学等在同一层级；二是以"医学人文学"名称申报，很显然是将其作为一个由多学科构成的医学学科类别。将医学人文学科定位为医学学科门类，必然与教育部学科目录中将诸如生命伦理学划归为哲学母学科门类下相矛盾。总而言之，医学人文学科的类属问题始终没有得到很好的解决，或许不久的将来，能在"交叉学科"名下将顺这一学科结构，形成合理的学科系统，让 40 余年来学界和教育界为之努力的医学人文学科领域享有合法存在和应有的学科地位。

　　其二，医学院校的医学人文学科课程设置与教学安排的自发性和盲目性问题。有专家研究认为，医学人文教育在我国医学院校中存在"理念认同，

① 国务院学位委员会 教育部关于设置"交叉学科"门类、"集成电路科学与工程"和"国家安全学"一级学科的通知 [EB/OL].（2021-01-14）[2022-05-07]http://www.gov.cn/xinwen/2021-01/14/content_5579799.htm.
② 国务院学位委员会关于印发《交叉学科设置与管理办法（试行）》的通知 [EB/OL].（2021-01-14）[2022-05-07]http://www.gov.cn/fuwu/2021-12/06/content_5656041.htm.

发展滞后"的现象。从中国医学人文教育发展历程分析，从 20 世纪 70 年代末到 21 世纪初这些年，各医学院校经历了一个"摸着石头过河"开展医学人文教育的过程，教育教学的主要交流渠道是通过医学人文学科相关学术团体每年组织的学术活动，正是因为医学伦理学领域频繁开展学术活动且具有相对较高的学术质量，及时引进国外学术信息，因此带来对医学人文教育领域的强烈影响，大多数医学院校首先开设了医学伦理学课程。2008 年，教育部出台的《中国本科医学教育标准——临床医学专业（试行）》等相关文件，明确提出在医学教育中加强医学人文社会科学教育，要求开设医学伦理学等课程，但只是倡导，没有提出具体可执行和可操作的措施。从中国医学人文教育的演进过程看，医学院校多年持续开展医学人文教育，但国家层面始终没有对建构课程体系和规划教学方案提出具体的要求。这种"放羊式"的教学和课程管理，必然带来一些医学院校课程设置和教学安排的盲目性和随意性。比如，哪类医学人文学科课程更适合本校开设，哪类课程更能够培养与打造本校教学对象的人文精神、人文技能和人文情怀；如何从生物医学专业教学水平出发形成与之相匹配的医学人文课程体系；如何让医学人文课程的教学目标与本校医学教育教学的总体目标统一；医学人文哪些课程和内容更适合本校教学层次和教学对象的需求；等等，都需要进行教学论证，而不是随波逐流，仿效套用。国外医学院校的医学人文学科课程设置和教学计划的最大特点就是各院校讲授的课程内容并不相同，自主性表现在从本校实际出发选择和设置课程内容，教学安排紧密关联生物医学教学和临床实践过程，具有十分严密的课程结构和教学序贯性。我国需要解决好的问题是如何增强医学院校医学人文课程设置的针对性、创造性和目的性、自觉性。

其三，医学人文学科课程和教学目的如何体现和统一于医学人才培养方案总目标的问题。调查结果显示，各医学院校的临床医学专业本科人才培养方案的内容大同小异，培养目标和培养要求是培养方案的重要内容，不同层级的医学院校根据本校教学实际情况而设定这两方面内容。笔者研究认为，从医学人文教育视角看各高校所设定的培养目标和要求，有些院校存在将科学与人文分割开来的倾向，反映了培养方案的制定者不能够全面和准确地认识医学科学与医学人文的关系。人文精神和人文素养与科学精神和科学素养是不可分割、相辅相成的关系，在医学教育的培养目标和培养要求上，最终应当表现为教育对象"一体两面"的综合素养，不可偏废任何一面。同样，人文知识和生物医学专业知识是形成人文素养和科学素养的必备条件，在现代科学和技术的背景下，人文素养不只是由道德习惯、人文习俗、人格品质等构成，医学专业人才的人文素养还包括对医学人文知识把握所形成的认识、观念和精神，而处理生命科学和临床医学技术中的社会、道德和法律等方面的问题，同样需要运用医学人文技能，而临床胜任力中包括医学人文胜任力。临床医学专业本科人才培养方案中培养目标和培养要求的设定，科学素养、知识和技能与人文素养、知识和能力的关系问题，涉及对医学教育教学的方向引导和路径指导是否科学合理的问题。

2. 课程设置和课程体系建设方面的问题

40多年来医学人文学科课程与教学体系的建设始终缺乏必要的顶层规划，加之各级各类医学院校教育教学水平的极不平衡，使我国医学人文教育始终没有形成"稳定与灵活""普遍与个性"统一的课程体系。2008年，教育部、卫生部颁布《中国本科医学教育标准——临床医学专业（试行）》，在有关医学人文学科课程和教学问题上明确提出了这样三点：一是课程计划中必须安排人文社会科学课程（在2008年的文本中这一提法表述为"行为科学、人文社会科学和医学伦理学课程"[1]，这种表述具有明显的逻辑问题，"人文社会科学"概念是包含行为科学和医学伦理学的概念，这说明标准的制定者不了解或者不理解人文社会科学分类体系，国家顶层制定办学标准没能正确地理解这些基本概念，可想而知，执行这一标准的医学院校在医学人文课程和教学上是怎样的状况，而这种状况持续了8年时间）；在2016年的版本中，上述问题得到修正。二是关于何谓"行为科学""人文社会科学"的解释，主要包括心理学、医学社会学、医学伦理学、卫生经济学、卫生法学、卫生事业管理等学科。同样纠正了2008年将"社会医学"作为医学人文社会科学学科的错误，正确地将其归类于"公共卫生课程"，

---

① 教育部，卫生部. 关于印发《本科医学教育标准——临床医学专业（试行）》的通知（教高〔2008〕9号）[EB/OL].（2014-06-04）[2022-05-01]http://www.moe.gov.cn/s78/A08/gjs_left/moe_740/s3864/201406/t20140604_169784.Html.

也纠正了将"医学伦理学"与"人文社会科学"并列的提法，二者的所属关系得以纠正。三是在 2016 年的版本中明确提出"课程计划中描述每门课程的内容、课程安排的先后顺序以及其他课程要素，以保证生物医学课程、人文社会科学课程和临床科学课程之间的协调""加强大学人文社会学科及自然学科与医学学科间的融合"①。这样看待科学学科与人文学科之间的关系，并明确在课程设置上要体现这种理念，应该说是医学课程体系认识上的极大进步。但并没有对如何"协调"、如何"融合"给出解释和说明，更没有给出具体方案。此外，还存在医学人文学界与教育部办学标准协调的问题，即学界以"共识"方式提出来的医学人文学科课程方案[2015 年 6 月，全国医学院校医学人文学院（系）负责人联席会议通过了《人文医学教育教学改革纲要》，认为医学人文学科课程主要由医学伦理学、医学心理学、卫生法学、医患沟通学、医学史、医学社会学、医学哲学 7 门核心课程及多门选修课程构成]②与教育部办学标准所指定的课程种类重合不多。很显然，教育部、卫生部的标准具有"合法性"，但是否具有学术和学理上的合理性，则是一个值得商榷的问题。这些问题和矛盾，成为我国医学人文学科课程体系建构过程中的一定障碍。因此，本书认为，建构医学人文学科课程体系主要存在以下几方面问题。

其一，医学人文学科规定课程与自主课程的统一问题。既然教育部、卫生部的医学教育办学标准对医学人文学科有明确规定，也就意味着有条件的医学院校应当开设这些课程，那么首先要解决好开设这些课程的根本问题，要给出开设该类课程的理由和论证；再就是如何开设这些课程的问题，比如，笼统地规定应当开设医学心理学课程，其实医学心理学本身就是一个庞大的学科体系，开设该学科体系中的哪些或哪类课程？类似这样的具体问题由谁来做出决定？再比如，卫生经济学，经济学属于专业性很强的学科领域，我国培养的卫生经济人才数量极为有限，医学院校开设这类课程的最大障碍之一是师资队伍问题；卫生事业管理学本来属于公共卫生医学范畴的学科，一般在公共卫生医学专业中开设此课程，如果将其作

① 北京大学医学教育研究所. 中国本科医学教育标准——临床医学专业（2016 版）[EB/OL].（2020–12–23）[2022–04–05] http://ime.bjmu.edu.cn/cgzs/197708.htm.

② 人文医学教育教学改革纲要 [J]. 医学与哲学（A），2015（07）：1.

为医学人文类的课程普遍开设，存在一系列诸如课程内容如何调整到适合作为公共课开设等问题。除规定课程之外，医学院校自主开设的课程同样存在根据什么进行选择或选择的合理性问题。

其二，学科体系如何转化为课程体系的问题。医学人文学科体系日渐庞大，新学科不断增加。医学院校医学人文课程体系是由学科体系转化而来的，这一转化过程，至少存在两个方面需要解决的问题，一是由学科的研究成果转化为课程内容的学理化和工具性过程。现代医学人文学科的最大特点体现为"实践性"，这些学科突破原有传统母学科的形而上学、理论论证和阐释及原则主义立场，力求认识和解决现代生命科学和临床医学发展所引发、导致和提出的社会性、人文性的种种问题。医学人文学科转变为相应的课程内容，一些学科的基本原理（理论）具有相互间的交叉、重叠和关联性，在从学科体系向课程体系的转化中，如何将各学科原有的理论在课程体系中加以整合和系统化，在减少重复的同时完成学理讲授过程中的认识层次和逻辑上的递进，甚至建构医学人文学科的基本原理，将哲学、伦理学（道德哲学）、史学、法学、文学、社会学、人类学、经济学等多学科的基本理论整合为统一的学理体系，当然目前还只是一种设想，但这是真正解决医学人文学科体系向医学人文课程体系转化的理论建构和创新的必要思路和方向。二是医学人文课程体系的实践性问题。该问题在教学上主要表现为：在特定医学人文立场、观念的指引下，教师针对教育对象在医疗实践中遇到的多种多样的问题，教会他们如何正确地运用理论处置这些具体问题的方法、程序、原则、规范和路径等，课程承担的功能主要是让教学对象能够学到认识和处置复杂问题的思路和方法，在处理临床问题时能够调动课程内容所提供的价值观念、批驳或辩护的理由，以及处理问题的方法。处理生命科学研究或临床医疗行为的很多问题，往往需要将医学人文观念和认识"前置"，目的是防止一些有违人性、人道、道德和法律的行为发生。因为，以"亡羊补牢"方式认识和解决这类问题，一般是人的先前行为已经让个体或群体乃至人类为此付出了一定的代价。

其三，课程体系的建构原则及课程结构设置的问题。我国的医学人文课程体系伴随医学人文学科体系的逐渐形成转化而来，医学人文学科体系只是一个学科分类意义上的系统构成，但课程体系不能套用学科体系，课程体系建构的关键问题是课程按照什么原则和标准形成特定的内容、认识、学理和实践结构。或许各医学院校在课程设置上都有自己所遵循的原则，只是这一原则是否满足这样几个条件：一是课程设置是否符合教学对象的认知规律。比如，针对本科阶段刚入学的医学生设置"医学哲学"课程，很显然不符合认知规律，这个阶段的学生既不懂医学又不懂哲学，学生们只有掌握和理解医学基本知识和哲学基本知识的前提下，"医学哲学"课程才有开设的可行性。事实上，医学人文课程要根据不同年级学生的知识结构、认识能力和理论基础，分层次设置和开设，需要形成从入门级的医学人文课程到对医学人文学科基本概念、基本问题、基本理论的认识和把握，再到医疗实践的课程结构和教学过程。当然这种理论与实践的划分是相对的，在课程的任何阶段，理论与实践都具有统一性；二是医学人文课程设置要对应和匹配医学专业课程的教学进度。尽管这一点是相对而言的，但是医学人文课程的设置要充分考虑到这种关系；但许多医学院校的医学人文课程设置对这一关系关注不够，课程安排带有盲目性。三是医学人文各学科课程内容的衔接、递进和序贯性问题。这是医学人文课程体系形成的最关键问题。医学人文类课程之所以需要和也能够构成体系，是因为不同学科的课程通过内容的衔接，知识和学理的递进，以及不同学科课程之间的内在关联所形成设置上的序贯性，构成了一个完整的观念、理论、知识和方法系统。医学人文课程设置需要基于上述三个方面的条件满足所形成的基本原则，才有可能建立起科学合理的课程体系。

建构（临床医学专业）医学人文课程体系，需要从两个时间维度去考量，一是院校教育和毕业后医学教育阶段，其中包括2~3年基础理论学习、2~3年临床实践教学和3年毕业后医学教育（住院医师规范化培训阶段）。临床实践教学和住院医师规范化培训阶段的医学人文教学是目前该学科教育的弱项，也是与医学教育先进国家存在差距的阶段。实证调查显示，各医学院校在临床实践教学和规范化培训阶段设置的医学人文课程很少，一个重要的原因，认为这类课程在进入临床前期的基础教育阶段已经完成，无须再占用临床实践教学阶段的时间，也不需要为此再制订新的教学计划，这是我国医学人文课程体系建构的极大误区，医学人文教育旨在培养医学卫生人才的人文素养和良好的临床实践行为，临床实践教学阶段是医学人文教育最重要的时期，是基础理论转化为职业行为的关键期，医学人文教育只有结合临床医疗活动才能真正体现其价值。二是继续医学教育阶段即医学终身教育过程。这个阶段一般不再以课程的形式呈现，但是院校教育和毕业后教育阶段的医学人文教育对其具有重要的影响作用。这个阶段的医学人文教育主要依赖于医疗领域的人文生态和良善环境，如果从课程意义上看，更多是隐性课程的无形教育意义。

3. 医学人文学科教学领域存在的问题

任何学科的教学都是由要素以一定结构构成的教与学的过程，在这个过程中，从"教"到"学"不是简单的传送和输入课程内容信息，而是一个承载着主体心理、认知、思维、表达、接受和选择的复杂过程，也是一个反映社会教育方针、政策、制度并通过具体的教学方案、计划、步骤、目标、手段、反馈、评价等环节运行的过程和结果。医学人文学科的教学，同样是在课程合理设置基础上所要完成的动态过程。40多年来，中国医学人文学科的教学要素仍不够完备，有些方面存在明显的缺陷。

其一，师资问题。历史的原因，虽然我国不少医学院校设有医学人文学院，但"医学人文学"专业的本科设置始终为零，大多是以医学法学（卫生法学）、医学心理学、医学社会学等医学人文学科中的独立学科作为专业设置。如本书前述分析，这与该学科始终没有获得国家顶层的承认有直接的关系，而能够设置专业的独立学科都具有自己的母学科，如医学法学有法学学科、医学心理学有心理学学科、医学社会学有社会学学科。因此，40年多来，我国医学人文学科专业人才的培养，依靠硕士、博士教育层面进行，因为这一层面具有博士、硕士授予权的医学院校数量有限，每年的招生名额有限，我国40多年来培养的相关专业的硕博士研究生并不多，也基本限定于特定学科方向，如医学伦理学数量最多，其他如医学史（科技史、科技政策）、医学心理学、医学社会学、医学教育学、卫生事业管理学、公共卫生管理学。现有医学人文学科师资队伍都是由其他相关专业转化而来。教师队伍的这种专业结构带来的主要问题包括以下两个方面。一是教师知识结构上的不合理，相当数量的教师医学专业知识欠缺，虽然有较好的人文社会科学专业基础，但因为缺乏医学专业知识，对医学所涉人文问题的深入理解和讲授受到影响；部分医学专业出身的教师，也缺乏必要的哲学和人文社会科学基础训练，同样也存在不能准确把握、不能深入认识人文社会科学基本理论的问题。二是整体教学水平的提升不明显。尽管影响教学水平的因素很多，但是教师作为教学主体是教学水平提升的最关键因素。40多年来，我国医学人文学科的教学总体水平并没有明显的提升，至少可以认为教学水平没有发生过质的飞跃，因为没有出现对提高教学质量、提升教学整体水平产生普遍影响的成果和代表人物。究其根本原因，在于教师队伍的整体教学水准和能力没有完成对中国这一领域第一、二代教师队伍的超越。到目前为止，引领这一领域总体教学水平的教师，仍然是改革开放后最早进入该领域的一批学者，中青年教师队伍的理论水平、研究能力和学科发展贡献率虽然有很大提高，特别是在国际学术交流上有所贡献，但个别青年教师的优秀并没有带来整体教师队伍教学水平和能力的质性飞跃，这与前述我国在这一领域的专业队伍培养能力弱有直接的关系。

其二，学生问题。在教学环节中，在很多因素影响下，学生群体仍然存在一些问题。一是医学院校的培养方案仍然存在重科学、轻人文的倾向，实际上是学校教育理念的一种反映。如果教学管理部门将医学人文教学作为整体教学的有机构成部分，在教学计划中就会有所体现，这对教学对象将是一种无形的观念引导。多数医学院校并不设有医学人文学院或相应的教学机构，只是由个别的教师承担医学人文课程，而且有些院校并不能做到系统开展这方面的教学，这种碎片化、零散的课程安排和教学，必然会带来教学对象对医学人文课程的轻视。这种轻视会形成一种教学上的不良循环，教师缺乏动力，学生缺少兴趣，课程在学生眼里的价值只体现在学分和成绩上，很难达到培育医学人文精神的教学效果。二是医学院校（不包括中医药院校）除个别专业外，都只是招高中阶段的理科生，这些医学生对人文性质的学科是否有"先天"偏见无从考证，但是相对而言，医学生对人文学科的兴趣和基础不占有优势的确是事实。医学生需要具备一定的人文社会科学基础才能很好地理解医学人文学科的内容，但教学对象并不容易认识到这些学科的有用性，这种认知带来了医学人文学科教学的难题，如何让医学生对待医学人文学科像对待生物医学专业一样认真学习，一方面有赖于教学上的引导，另一方面需要在教学设计上将医学人文学科融入医学教育的总系统，不给学生留有将医学人文学科另类看待的余地和空间。

其三，教材问题。教材在教学活动中的重要性不言而喻。中国医学人文教育发展 40 多年来，教材建设成绩卓著，每年都有各种层级和版本的医学人文学科类教材出版，医学院校具有选择使用教材的自主权，使用国家级规划教材虽成为教学评估的要求之一，但部分院校也使用自编或协编教材。应当看到，我国医学人文教学在教材上仍存在多方面问题，需要在未来的医学人文教育改革中纠正和完善。一是医学人文学科目前尚未组织编写国家级的系列规划教材。教育部、国家卫生健康委下属出版社组织编写的医学人文学科教材，被纳入了原有生物医学专业教材系列，值得肯定的是，这样的编写原则在形式上将医学人文学科作为完整医学教育的构成部分体现于医学专业教材体系中。据笔者所掌握的教材建设情况，国内已经出版过多个版本医学院校自编或协编"医学人文社会科学系列"教材，包括目前我国医学院校开设的主要医学人文学科内容。但国家层面尚未将这类教材作为一个系列组织编写，而是作为独立学科置于医学系列教材体系中。或许出版社有经济效益等方面的考虑，也与本书所谈到的医学人文学科尚未得到国家学科分类的认可有关。如前所述，如果医学人文学科能作为医学教育体系的分支体系纳入总系统，要比这些学科单独存在更具影响力和教育价值。医学人文学科系列教材建设也不失为推动该领域教育的重要举措。二是笔者在教学过程中多次使用国家级规划教材和自编教材，在本书的撰写过程中，亦搜集和阅读了大量各类医学人文学科类的教材。毕竟主持编写和参加编写教材的学者大多是多年从事该领域教学的专家或教师，对所编写教材的总体驾驭能力是值得肯定的。但是应该说各类教材都存在一定的问题，例如，基本概念界定不清，基本理论阐述不明晰，一些教材严重缺乏学理阐释和基本逻辑；对国际学者的观点缺乏必要的分析和批判，对学科史的考察缺少挖掘。教材在处理理论与实践、逻辑与历史、国内与国际、事实与价值、普遍与特殊等各类关系上，缺乏辩证思维，缺少本土化的研究。举例来说，《医学伦理学》是较成熟的教材之一，但是很多问题并没有阐释清楚。比如，医学伦理学与生命伦理学的关系问题，多年来只是在教材上做了历史和理论阐释，但实体教材并没有对二者做出划分。包括国家级规划教材在内的所有高校教材，皆以"医学伦理学"冠名，课程设置都是以此为学科名称。而若干年来在医学伦理学名下研究和讨论的伦理问题，大多是由生命科学发展、技术进步及人的健康所引发的生命伦理问题，尽管这些问题与传统的医学伦理问题有所交织，但很大程度上已经超越了传统医学伦理范围、领域。医学伦理学、生命伦理学的学科分化趋势也十分明显，原来的一些特定伦理问题或领域，逐渐地独立出来成为专门的学科，如公共卫生伦理学、基因伦理学、卫生经济伦理学、护理伦理学、医患关系伦理学等。始终以医学伦理学冠名为主的这一领域的整体性发展和领域性学科独立的趋势，在今天可能就不再仅仅是所谓的学科发展惯性、学界共识和学术认同等这么简单的问题，在这一问题上，需要我们思考的是为什么国际学界将其划分开来？因为这关涉两类性质不同的伦理问题。健康伦理学是最新提出的概念，也大有向学科进军的趋势，是否也还要在医学伦理学名下"统摄"起来不加以区分呢？类似这样的疑问应当得到医学伦理学教材编写专家的关注。三是教材内容更新速度迟缓。医学人文学科伴随生命科学和临床医学的发展，需要不断地更新认识、内容和方法，国际学界新的研究成果层出不穷，国内也有学者在很多领域形成了崭新的认识和观点，这一领域本身就是一个动态发展的领域，一味强调教材编写的确定性和稳定性，而不将前沿问题及新的观点纳入教材加以讨论，本身就不符合这一领域"从问题出发"的实践性特点。

其四，教学模式问题。40多年来，我国医学人文学科的教学除了保持传统的课堂教学模式外，还创新了很多教学模式。这方面存在的问题，不是医学院校和任课教师的积极性问题，而主要是缺乏教学模式规范和推广的问题。一是对医学人文学科教学模式的研究不够深入。对适合医学人文各学科的教学模式缺乏教学研究结论，更多的是教师自发模仿或创新教学模式，在有限范围的教学实践中运用，缺乏大范围的推广。二是新的教学模式缺乏效果检验和评估。调查研究显示，学生们普遍对影视赏析教学法表示出极大兴趣，而在教学手段选用上，影视欣赏所产生的教学效果，需要与课堂讲授、主题讨论乃至实践教学等教学方式结合才有意义，影视赏析教学法固然能够引起学生的兴趣，但是影视内容对每个学生所产生的艺术感召力、视觉冲击力、内容鉴赏力及教学目的实现程度等，会有极大的差别。三是切实可行的教学模式得不到广泛推广和应用。一方面经费充足的医学院校运用现代信息手段所开发和创新的教学方式和手段，例如，虚拟仿真实验室、智慧教室等只能在有条件的院校应用，推广范围受限。另一方面教学模式和方法的推广依赖举办教学交流活动、建立教学交流制度、明确组织交流活动的主体等，都是需要解决的问题。

其五，教学评价问题。教学评价的前提是确定统一的医学人文课程和教学标准，目前医学院校各自为政的教学方式、课程设置和教学评价标准难以统一，甚至很多院校不设置医学人文学科教学的评价标准。一个学科领域缺乏课程和教学标准，本质上就是缺少基本要求，长期不进行教学效果的必要评估，很难产生教育质量和教学水平的反馈和激励，也不能较好地确认教学计划的实现程度、学生的学习成效，有可能导致教学流于形式和走过场的风险。尤其是对医学人文学科的教学来说，即便是对课程和学生建立考核机制，但仍很难评估教育成效和培养方案的合理性。因此，建设医学人文学科的课程和教学标准，将医学人文学科作为一个整体、将各个学科作为构成部分，形成总体与独立相结合的学科教学标准，明确医学人文学科的培养目标、教育路径、教学模式、教学方法和各学科的知识要点、基本理论、基本问题、基本方法及考核标准，都是亟待解决的问题。

其六，学科间教学不平衡问题。这与医学人文各学科间的发展不平衡有关，40多年来，医学人文领域被认为是核心学科的教学获得高度重视，其师资配备、学时数量、教学重视程度、对学生的学习要求等，较之一些非普遍性的学科、新引进的国际前沿学科或教师个人主张开设的学科亦得到更多的重视。调研显示，医学伦理学、医学心理学、医患沟通学和医学法学课程开设的情况较好，但医学哲学、叙事医学和医学社会学等课程开设的高校数量较少。这种教学上的不平衡，成为部分院校拓展和创新医学人文领域教学的障碍，也使学科教学内容陈旧，缺乏对国际相关学科发展趋势的关注与追踪。除校内学科间教学不平衡的状况外，我国不同层级医学院校这一领域的教学也存在明显的不平衡状况，一些医学院校相关领域的师资力量匮乏，大多是从事其他专业的教师附带教授医学人文学科课程，教学上疲于应付，缺乏对学科的深入了解和把握；以通识教育、思想政治教育等取代医学人文学科教育的情况也有发生，医学人文学科的教学地位在一些省属一般院校不能得到保障。

4. 医学院校校园文化滋养性不强的问题

校园是学校教育的承载者，尤其是赖以支撑的场所、场景、场域及其附属物件更是构成了校园独特的符号表达，而这些系统的构成往往体现和彰显着一个学校的特色。我国医学院校校园文化滋养性不强，主要体现在以下几个方面。

其一，校园文化人文气息承载力不强。校园是知识沁润之地，是知识传导和成才教育的最重要平台。从内涵来看，校园文化由物质和精神文化两个层面构成，是学校这个群体全部存在方式的总和，它影响和制约着校园人的活动和校园人的发展。现有医学院校校园文化人文气息不强的主要体现就是物质支撑力不强，具体表现就是广大医学生不能获得相对宽松的阅读或学习空间。近些年来，诸多高校包括医学院校虽然校园越建越大、越建越美，但学生人均单位获得空间仍然相对有限。仅就医学生阅读情况看，阅读是增益个体智力和综合实力的重要基础，而人文精神尤其要通过阅读来获得。就现有环境看，医学院校虽然在招生规模上没有大幅度的扩招，但与医学院校自身相比，其招生数量也是在不断攀升，而相对紧俏的"阅读空间"受到挤压，多数学校的图书馆、阅览室、自习室已经是一座难求。

其二，校园文化载体人文精神承载力不强。校园是文化的象征，是知识的象征，表征独特的"文化符号"和"文化意涵"，传承中华民族的文明成果是每一所学校义不容辞的责任和使命。医学院校要结合自身特色，利用好医学人文资源，"开展全方位、多层次校园文化建设，从宣传展示到参观访谈，再到社团建设等，努力营造浓厚的医学人文氛围，创造医学生成长的人文环境。注重发挥职业榜样作用，使医学生在医学大家的感染与熏陶下、在老师的言传身教中树立职业精神"[①]，推进教育教学环境的人文价值彰显，努力构建符合自身特色、体现自身风格的医学校园文化。从现有医学校园文化建设情况看，多数学校能够通过网络黑板、微信群、QQ群、校园广播、校史馆、塑像、书画展等内容开展程序性的、例行式的方式教育引导广大学生了解学校历史、文化和人文传统，但在如何提高人文精神

---

① 胡志民. 新时代医学生人文素质教育的实施路径 [J]. 医学研究杂志，2020（06）：177.

培育实效、如何检验人文精神培育实效、如何验证人文精神培育实效上的创新性、开拓性还不强，表现出来的同质性内容较多，而差异性、特色性、亮点性和品质性的内容不足，校园文化载体人文精神承载品质没有得到充分释放。

其三，校园文化教育技术人文精神承载力不强。教师教育活动的开展总是要依托于具体的方式方法，医学生人文精神培育自不待言。通过医学生人文精神培育实践看，好的校园文化教育技术能够促进人文精神的培育，相反则会影响或阻碍医学生人文精神的培育。在现有医学院校人文精神培育过程中，校园文化教育技术人文精神承载力不强主要体现在以下几个方面：一是忽视体育教育的人文性。体育教育是医学生人文精神培育的重要环节，对于增强医学生的意志品质、团队意识、合作精神、大局观念等具有重要价值。但现有的体育教育多是以"体"力为主，忽视"育"人细节，人文性不足。二是教育技术输出以教师为主。医学生人文精神教育技术的选择应当是一项系统性、统合性工程，需要强化从学校、学院到科室或组的立体性建设，注重优势或特殊教育技术的供给，但当前教育技术输出更多依托于教师本人，教育技术选择上各自为政，没有形成有效合力。三是校园文化教育技术尤其是艺术活动的呈现方式不强。校园文化教育技术尤其是艺术活动的呈现方式代表着学校教育教学的质量，现有医学院校校园艺术活动要坚持往"深一些""实一些""好一些"走，逐步推陈出新方式、新方法和新样态。

综上分析，我国医学人文学科在课程和教学领域存在各种各样的问题，这些问题的产生有其客观原因，但就其作为一个教育领域而言，更多的是主观性原因。概括起来，这些问题的根源主要在于无论是主管部门还是医学院校，在医学教育观念上，都没有真正将医学人文教育作为医学教育内在构成部分。也就是说，在医学教育关于科学与人文关系的认识上，尚不能建立起二者是一体两面、不可分割的观念，仍然将医学人文学科看作对医学教育的外在融入，这种观念必然对医学人文课程和教学带来无形的影响，也意味着对医学教育的总体认识还是科学与人文分裂——科学性是医学教育的核心，而人文性是附属，这种对医学性质的错误判断，很难同等对待医学人文学科教育与生物医学学科教育，对其重视程度也会大打折扣，以至于不能真正解决持续多年的这些问题。

二、红医文化融入医学院校人文精神培育存在的问题及成因

红医文化融入医学院校人文精神培育的实践还存在一些局限性，在理论上和实践上都有许多亟待解决的问题。所以及时有效地发现和解决问题，能为红医文化融入医学院校人文精神培育的实践路径探索找到着力点，有利于红医文化实现从理论化到实践化的转变。

（一）红医文化融入医学院校人文精神培育存在的问题

1. 理论体系不完善

一个理论体系的成熟，第一是理论研究影响大，有权威研究成果，理论内涵得到学界和官方的广泛认可；第二是理论在实践上得到应用，并收到良好的效果，而这些都是红医文化需要继续建设的。红医文化理论的形成需要人才和资金的支撑，因为其中每一部分都有大量的资料需要去梳理总结，所以还需要经过一段时间的沉淀而不是一蹴而就。目前，红医文化的理论研究的不足主要体现在以下两点：一是分别研究多于系统研究。现阶段对中国革命、建设、改革各个时期医疗卫生事业各个典型历史阶段进行分别研究，比如，土地革命时期的"红医精神"就是对该时期医疗卫生实践活动的深入挖掘，提炼出的红色医疗革命精神。但是，梳理了中国医疗卫生事业的发展历程就能发现，红医文化的发展具有延续性和继承性，孤立地对红色医疗卫生事业进行研究必然很难达到理想的效果，红医文化的理论也很难实现整体化和系统化。二是理论内容研究多于实践路径研究。从现阶段红医文化研究的汇总可知，对于红医文化的研究大多数是对历史资料的分析与总结，其中也会论述其时代价值和对思想政治教育的促进作用，但是对如何发挥红医文化在医学生人文精神培育中的作用，以及把探索到的路径落实到实践中，这方面的研究成果却比较少。这样会使红医文化的研究只停留在理论层面，并且理论无法经过实践来检验就会缺少途径发挥其价值，那红医文化的实践意义也会缺少说服力。可见，形成完整的理论必须是红医文化融入医学院校人文精神培育的第一步，有了全面的理论指导才能让实践有据可依、有例可循。

2. 师资力量不足

拥有专业过硬的教师队伍是红医文化融入医学院校人文精神培育研究和实践的基础，红医文化的专业特殊性，决定了对于红医文化融入医学院校人文精神培育教师队伍的专业要求更高。一个符合要求的教师在知识储备层面应该满足以下两点：一是思想政治教育专业相关知识，二是中国医学发展史相关知识，除此之外还需要红色文化理论、教育心理学、管理学、人文医学等相关专业作为知识储备。红医文化所需要的教育主体的知识结构较广，并且交叉性比较强，目前高校的专业类型中并没有专门用于培养此类人才的课程，这些情况都给其教师队伍的选择和培养增加了难度。目前，医学生思想政治教育基本都由马克思主义学科门类的教师进行授课，授课内容和授课方式与面向一般大学生区别并不大。但是，事实上医学生是相对特殊的群体，第一，从本科阶段的学习时长比普通高校多一年就能看出，医学生明显需要面对比普通学生更加繁重的学习压力，导致他们除了自己的专业学习对其他课程不够上心。第二，医学生一般面对来自理论学习和实践学习的双重学业压力，大部分医学生对思想政治教育的看法是觉得与自己的专业关系不大，所以对思想政治教育课程的学习目标仅仅是可以应付考试。红医文化是把医学教育同思想政治教育联系起来的有效桥梁，教育主体将红医文化的内容融入医学生在医学专业层面的学习，并产生共鸣，不是单向地对医学生进行思想政治教育课程的灌输，而是较为直观地让医学生认识到学习思想政治教育对自己未来学习和工作的有益作用，激发医学生对思想政治教育学习的主观能动性。

3. 校园文化氛围淡薄

校园文化是大学培养体系的重要组成部分，先进的校园文化是建设和谐校园的精神支撑。党的十八大以来，习近平对红色文化、红色资源等内容的价值作出多次强调，提出"要把红色资源利用好、把红色传统发扬好、把红色基因传承好"[①]。红医文化作为红色文化的一部分，自然在高校建设先进的校园文化过程中占有不可忽视的地位。但是校园文化与红医文化的结合现阶段还存在着许多不足，首先，校园文化活动的内容深度不够，许

---

① 习近平. 贯彻全军政治工作会议精神 扎实推进依法治军从严治军 [N]. 人民日报，2014-12-16（01）.

多学校把校园文化建设等同于学生活动，没有意识到医学高校校园文化建设所特有的专业教育和职业道德培养的重要作用，没能真正发挥出红医文化的育人功能。其次，现代医学教育主要是以西方医学科学教育为主要内容，学校校园文化氛围有很多西方科学元素，从实验器材到人物挂画都含有较浓的西方色彩。诚然，大学应该为学生营造文化开放和文化多样的学习环境，但是红医文化内容的缺少也会造成一种文化不平衡，长此以往并不利于医学生文化自信的建立。最后，医学生自身对接受红医文化学习的主动性也稍显不足，校园文化氛围的建立除了依靠老师来引导外，更重要的是学生之间自主地进行互相影响和传播。事实上，当前医学生对红医文化的学习基本上是被动地接受，课外除了党、团组织的相关活动，很少能主动学习、了解红医文化相关知识。形成这样现状的根本原因还是医学生没有意识到红医文化对自身成长的重要性，还未找到与红医文化的本质关联，所以医学院校在建设校园文化时，应该始终坚持红医文化在创新校园文化建设中的导向作用，做到把红医文化有机地融入校园文化之中。

4. 融合方式单一化且机械化

红医文化融入医学院校人文精神培育的形式应该具有多样性。现阶段红医文化的研究还处于起步阶段，理论研究尚且还未成体系，累积的实践经验更是寥寥无几。一提起红医文化与医学院校人文精神培育的联系，一般都会先从课堂教育入手，这样的形式在信息化和网络化的新时代显得有些单一化。其实在现今大数据和互联网时代，红医文化的实践也应该充分利用各种融媒体的平台，比如，通过大数据能够筛选符合条件的医学生，并且根据他们的爱好用最优的形式把红医文化的内容进行推送；再比如，还可以利用当下热门的短视频平台，把红医文化以更生动的形式展现出来，并且精准推送到目标医学生人群中等形式，以便能使红医文化融入医学院校人文精神培育的形式变得丰富且具有针对性。不仅如此，红医文化与医学院校人文精神培育结合还存在比较机械和生硬的问题，只是形式性地在课程中加入红医文化的内容，特别是医学思政课程的开展尤其容易出现生搬硬套、强行融入的情况，所以如何自然有效地把红医文化融入医学院校人文精神培育是当前亟须解决的重要课题。

综上，红医文化传统融入医学院校人文精神培育的研究还处于初级阶段，在各方面多少都会存在着一些问题和不足，无论是在社会观念上还是在资源分配上，都还没有形成与此研究最契合的条件。但正因为如此，这些问题和不足也为接下来对红医文化融入医学院校人文精神培育提供了发展机遇。

（二）红医文化融入医学院校人文精神培育存在问题的成因

1. 医学人文精神培育顶层政策设计不尽完善

医学生人文精神顶层政策设计对于医学生成长成才具有直接而现实的作用。现有医学生人文精神顶层政策没有将立德树人与医学生人文精神贯通起来，缺少对政策系统的整体性、配套性和重点性研究，就具体问题来看，主要表现在以下几个方面。

第一，统合性政策价值确指性不强。伴随党和政府对医学生立德树人工作的重视，从党和政府的政策文件、高校的人才培养方案中可见端倪。诸如《国家中长期教育改革和发展规划纲要（2010—2020）》[①]中将"办好人民满意的教育""为人民服务""培养德智体美全面发展的社会主义建设者和接班人""坚持以人为本""要以学生为主体""关心每个学生""把促进人的全面发展""建立健全教育质量保障体系"作为一个支撑人文精神素养的总要求和价值链进行了充分明确。而《教育部关于全面深化课程改革落实立德树人根本任务的意见》[②]中也明确将"全面贯彻党的教育方针""大力弘扬中华优秀传统文化""把培育和践行社会主义核心价值观融入国民教育全过程""促进人人成才"作为指导思想。在《北京大学临床医学专业（八年制）案》《复旦大学（八年制）专业教学培养方案》《山东大学临床医学专业（七年制）培养方案（100301）》《上海交通大学临床医学专业八年制培养方案》中也明确将"德才兼备""热爱祖国""忠于人民""扎实的理论知识及人文素养""人文情怀""宽广的社会科学知识""宽

---

① 国家中长期教育改革和发展规划纲要（2010—2020 年）_ 中华人民共和国教育部政府门户网站 [EB/OL].（2010−07−29）[2022−06−04]. http://www.moe.gov.cn/srcsite/A01/s7048/201007/t2010072_171904.html.

② 教育部关于全面深化课程改革落实立德树人根本任务的意见 _ 中华人民共和国教育部政府门户网站 [EB/OL].（2014−04−08）[2022−06−05].http://www.gov.cn/srcsite/A26/jcj_kcjcgh/201404/t20140408_167226.html.

厚的人文社会科学知识"作为重要内容进行了明确。不难看出，党和政府对高校学生人文精神培育是极为重视和关注的，一些内容早已体现在政策、文件、规范和要求之中，在高校的人才培养方案中也得到了充分的落实和彰显。但就规范和统揽医学生人才培育的政策文件看，政策的分散性、价值导向的宽泛性与实际重视程度形成鲜明对比。迄今为止，我国没有出台一部完整的关于医学生人文精神培育的相关性文件，统领性、引导性和规范性不足问题在一定程度上也影响和制约了高校学生人文精神的培育效果。

第二，人文精神培育重点与实际要求还有距离。医学生人文精神培育是高校立德树人的重要表征方式，在培养堪当民族复兴大任的新医人的过程中扮演着重要角色。诚然，提升医学生人文精神培育效果需要多方协同联动，充分调动政策、社会、学校、家庭和学生等的积极性和主动性，尤其是要激发广大医学生的内在动能。从对医学生人文精神培育的要求看，在社会性的整体要求中，对所有医学生的要求都是一致的，即等量、大小和维度等全口径的一致性。社会要求的人文精神培育效果与学校具体工作呈现出一定的差异性。也就是说，在具体的效果评价上要有统一的结果要求，即统一口径下的人才培养质量指向。就医学院校实际情况看，医学院校的整体生源质量是较好的，但在双一流类、省属重点类、省属普通类学校中，吸附资源的能力存在着巨大差异，造成的直接结果是医学生人均占有资源量的差异。而体现在医学生人文精神培育方面，就是所占场地、师资配备、课程开设等诸多内容的不同，进而呈现为医学生人文精神培育在不同学校之间的层级性。乃至于越好的学校越重视，人文精神培育效果也越明显。另外，受制于学校培养方案具体指标的要求和人才培养具体要求的差异，医学类高校人文精神培育的侧重点往往也表现为一定的差异性。

2. 高校教师管理体制的"五唯"倾向

教师是医学生人文精神培育的重要主体支撑力量，甚至可以说，医学生人文精神培育的真正施动者就是教师，包括医学生人文精神课业教师、专业课教师和非专业课教师、教辅人员等。医学生人文精神培育在医学高校中随处可见，俯拾即是。而教师的一言一行、一举一动，无论是纯粹的医学生人文精神培育的课业讲授，还是宽口径的立德树人的整个过程，教师都在医学生立德树人的过程中发挥着不可替代的作用。从现有医学生人文精神培育过程看，教师的带动作用还未被充分激发出来。医学生人文精神培育来自学校和教师的教化、引导和行为示范，多数情况下，学生的行为尤其是道德行为或人文性行为"是后天习得的，道德同人的社会生产和生活实践活动直接相联系。知识可以通过教师传授使学生获得，而道德的形成也必须通过教育才能达到，因此，教师是学生道德形成的关键。道德修养是做人的根本，要提高学生的思想道德水平，必须强化对学生的教育"①。医学生人文精神不同于一般的知识，人文性的获得不是简单的读书、背诵和记忆的结果，而是要通过教师的言行示范，而学生一旦获得教师的言传身教，便会激发和引导自身自动修为，促进个体内在动能的展现，主动向人文性靠拢。也就是说，在医学生人文精神培育过程中，通过人文性课业学习仅仅是其中的一部分，而教师的言传身教则占据着极大的比重。民间所谓的上梁不正下梁歪说的就是长者、师者的引领和示范作用。在人文精神培育或立德树人实践推进的过程中，大学生在学习生活中所遇到的困难，最得心应手的应对者往往不是自己的父母，而是自己的老师。这就是所谓的"亲其师，信其道"。不能否认的是，在现实生活中，一些教师的行为没有起到良好的示范作用，言论上、行为上、德行操守上、人文秉持上还没有真正起到"为人师表""良好示范"的作用，这也是要加强和改进的地方。

医学院高校教师不能安心于教书育人，表现出"重科研、轻教学""重论文、轻育人"的倾向，与我国高等院校在教师管理体制上长期存在的以"唯论文、唯职称、唯帽子、唯学历、唯奖项"的"五唯"标准来评价教师水平密不可分。师德师风、人才培育这些需要久久建功，难以量化的指标往往成为所谓的软标准，只要不出现教学事故，就人人合格。认真教书成了"良心活"，需要教师的道德水平保障。而高水平期刊论文、科研项目、荣誉奖项则是一条条硬性指标，占用教师大量时间去争夺有限的机会。可以想象，在日益苛刻的科研量化标准下教师的心浮气躁与功利行为，很难保证在教学上精益求精与无私奉献，没有高水平的道德修养，很难有对待学生的耐心与爱心，甚至在教学上敷衍塞责，根本不能履行传道授业的职责。面对

---

① 张蕾. 教师作为示范性群体在立德树人中的引导作用[J]. 教育参考，2015（01）：99.

这些不能尽职履责的教师，希冀从教师那里收获知识与品行的医学生会备感失望，甚至对医生的职责产生怀疑。

3. 医学院校人文精神培育的环境承载力脆弱

医学生人文知识教授体系是支撑和推进医学生人文精神培育的重要载体。而人文知识教授体系的科学性、整体性和系统性问题更是影响和制约医学生人文精神培育质量的关键因素和重要内容。从现有医学生人文精神培育的课程设计情况看，还存在着粗糙和不精致的问题。人文精神课程设置虽然体现着一定的人文性，但其系统性、支撑性和关联性问题却没有解决好。没有完全解决好医学生人文课程和专业课程的关系，没有完全解决好教学模块和教学内容的关系，没有完全解决好学生期待和人文知识供给的关系，医学生人文精神培育还不够深入，更多地处在表层和感性上，而缺少深入和理性的思考。与课堂教学相一致，医学生人文精神培育也需要足够的实习实训场所做支撑。从现有医学人文精神培育实践空间的有限性来看，主要表现在以下几个方面：一是不同层级学校的差异性。不同层级的院校，尤其是 985 或 211 医科院校、省属重点医科院校、一般院校等所持有的办学空间和办学资源具有一定的梯度性，在人文精神培育，尤其是人文通识课的设计上所能赋予的空间也呈现为不同的内容，往往办学层级高、资源汇聚能力强的医学院校其空间就具有相对优势，相反就处在劣势。二是同一所学校内部的差异性。医学生人文精神培育最重要的显现形式就是借助于特定的人文课程或教师来做展现和表达，而这些内容同样要依托于一定的场所。在课程设置上，多数医学院校的人文通识课都是采用大班的形式，与专业课程比较，其受重视程度较低，而在专业课程内部涉及人文精神的内容上，教师的传导力也多有不同。总而言之，人文精神实践空间供给不足限制了医学生人文精神培育的效果。

校园是知识沁润之地，是知识传导和成才教育的最重要平台。医学高校校园是医学生人文精神培育的重要环境依托。医学校园环境对人文精神的承载表征着高校的办学水平和办学层次，也直接体现着立德树人的具体效果。从内涵来看，校园文化由物质和精神文化两个层面构成，是学校这个群体全部存在方式的总和，它影响和制约着校园人的活动和校园人的发展。现有医学院校校园文化承载力不强主要体现在人文精神承载力和技术承载力两个方面。前者是医学生人文精神培育的内界或形象的支撑，后者是医学生人文精神培育的工具性和方法性的支撑。对于前者，具体表现就是广大医学生不能获得相对宽松的阅读或学习空间。近些年来，诸多高校包括医学院校虽然校园越建越大、越建越美，但学生人均单位获得空间仍然相对有限。仅就医学生阅读情况看，阅读是增益个体智力和综合实力的重要基础，对于人文精神来说，更是要通过阅读来获得。就现有环境看，医学院校虽然在招生规模上没有大幅度扩招，但与医学院校自身相比，其招生数量也是在不断攀升，而相对紧俏的"阅读空间"受到挤压，图书馆、阅览室、自习室等在多数学校已经是一座难求。对于后者，医学生人文精神培育技术承载力不强，在推动和强化医学生人文精神培育的办法上还不能与时俱进，不能与医学生人文精神培育的实际情况实现高度契合，导致医学生人文精神培育技术总是落后于医学实践发展的现实需要。

4. 医疗卫生政策体系建立是一项长期的系统工程

政策是推动医学生人文精神培育的重要保障。从现有医学生人文精神培育政策供给情况看，配套性政策体系继续改进和优化。医学生人文精神培育需要有系统的政策体系支撑才能达到预期的效果。医学生人文精神培育作为一项系统工程，需要多维政策的配套和协调。而能否将政策与政策之间、政策内部之间有机统合起来，尤其是将党和政府要求人文精神的形而上性与医学院校人文精神培育的形而下性结合起来，更是应关注的重中之重。从影响医学生人文精神培育的因素看，医学院校资源保障效果、历史传承、模范人物、教师整体水平、学生生源质量、课程设计质量等都是影响医学生人文精神培育的重要因子。如何用一体的配套性政策体系将全部因素纳入进去也是一项极为重大的课题。从现有情况看，医学院校对于医学生人文精神重视在培养方案中有所体现，但对于如何保障医学生人文精神培育效果、如何考核医学生人文精神培育效果、如何评价医学生人文精神培育效果、如何测量医学生人文精神附着度等内容确实没有相对成熟的办法。虽然医学生人文精神培育自身存在问题，但高校配套性政策体系不强，给予的支撑力和保障力不足也是重要的原因之一。

此外，医学生人文精神的培育与医疗体制改革的外部配套措施也存在密切关系。为了满足新时代人民对高水平医疗卫生服务的要求，医疗卫生体制改革正在不断深化。在转轨过程中，医患矛盾还会存在，加剧了医生工作的压力。除高强度的劳动之外，医护人员还常常面对因为政策规定导致患者不能及时就医造成的矛盾冲突，甚至是网络暴力，这些很容易损伤医学生的职业荣誉感和使命感。建设良好的就医环境，让医生安心治病救人，还医生以白衣天使救死扶伤、医者仁心的良好形象，需要行政、法律等政策配套及文化宣传等手段，从工作环境、身心健康、待遇等方面切实维护医生权益，这样才能促使医学生对自身职业有更崇高的定位，激发人其文情怀。

第四章 国外医学生人文精神培育的经验借鉴

他山之石，可以攻玉。人类社会进入以经济全球化为基本特征的崭新时代，在世界范围内出现了以"崇尚物质，忽视人文"为主要特征的全球性文化生态危机。随着社会发展和世界新技术革命的兴起，人类进入了一个科技发展的新纪元，带动着医学科技也进入了一个崭新的发展阶段，推进了医学模式的转变和医学社会化的加速，医学生人文精神的培养成为全社会关注的重点，高等医学教育改革对于加强人文素质培养的呼声越来越大，各国都高度重视医学伦理，尤其是医学人文精神的培育，厚植医学人文精神或人文情怀是世界各国的共识。本章通过对北美、欧洲、亚洲医学人文教育总体情况和部分院校经验事实进行比较研究，分析综合、归纳演绎、分类类比，排劣扬优，吸取外国教育中的成功经验和失败教训，作为本土医学人文教育改革的有力借鉴，进而揭示医学人文教育的发展特征、规律和趋势，为构建适合本土的教育决策和教育改革提供依据和参考。

一、北美医学人文精神培育

（一）美国医学人文教育

1. 美国现代医学教育模式概述

1907年，著名教育改革者 A. Flexner 受美国医学会下设的医学教育委员会委托，与卡耐基基金会合作，负责对美国和加拿大共155所医学院校（加拿大7所）的医学教育状况进行考察，1910年发表了题为"美国和加拿大的医学教育：致卡耐基基金会关于教育改革的报告"（著名的 Flexner 报告），标志着美国从传统的师带徒向以大学为基础的现代高等医学教育模式转变。Flexner 报告提出通过裁减或者合并的方式，减少医学院校数量，提高医学教育标准，限制医生数量增长，以确保医学院校向社会输出的是更加优秀的医生。各医学院受报告影响，为提高高等医学教育标准进行改革，规定医学院校入学者必须具有学士学位，学制普遍规定为 4 年，并改善临床设施加强临床教学。在美国医学会等机构大力支持以及全国各医疗职业组织的有力配合下，1915 年全国医学考试委员会成立，正式执行美国医师执业资格考试（USMLE）。通过医师证照制度，对于各医学院校课程、科目、学时、入学条件、修业年限予以明确规定，以约翰·霍普金斯大学为试点，在全国范围内推广。目前，全美和加拿大几乎所有的医学院均遵循同样的人才培养模式组织教学。

北美的医学教育大致分为医学院校教育、毕业后医学教育和继续医学教育三个不同性质但衔接紧密的培养阶段。美国执业医生的培养至少需要11~13 年，即大学普通本科 4 年、医学院 4 年、住院医师 3 年（家庭医生 3年或专科医生训练 5 年，神经外科医生训练 7 年）。在医学院校教育阶段，医学生主要围绕医学基础理论知识、基本思维方法和基本操作技能，接受医学基础教育，培养基地以医学院为主；毕业后医学教育阶段，主要接受基本临床技能和各类专科临床技能训练，培养基地以医学院的附属（教学）医院为主；继续医学教育阶段，是执业医师/专科医师为实现自我完善和发展进行的医学教育。本研究主要针对医学院校教育阶段进行研究。

入学。美国高等医学教育是建立在普通大学本科教育的基础上的。有意攻读医学专业的学生在普通大学学习期，需要选修医学预科课程，保持各科成绩优异，在本科毕业获得学士学位后，通过联系知名院校（包括医学院）的生物医学实验室进行 1~2 年的实验助理训练，加强科研背景，结识教授，取得知名教授的推荐信，并通过美国医学院入学考试（medical college admission test，MCAT）后，向美国医学院申请服务机构（AMCAS）或医学院提出入学申请。提交的申请材料包括：本科期间成绩；美国医学院入学考试（MCAT）成绩；申请论文；推荐信。其中，MCAT 是申请攻读北美医学类院校的学生所必备的一项机考标准化考试，主要考查申请学生解决问题的能力、批判性思维能力和分析写作技巧，同时对学科原理和知识的掌握程度也进行考查。推荐信包括医学咨询委员会推荐信、理工科教授和非理工科教授的联合推荐信。医学生的录取非常严格，录取与否，主要由学校自主决定，AMCAS仅仅受理申请材料和成绩单，负责将申请者相关信息发送到医学院校。医学院安排教师代表组成入学招生委员会，教师代表分别来自基础和临床学科，招生委员会参考申请者本科期间成绩、MCAT考试成绩及其他基本素质，包括个人品质、情感态度、学术资质、领导能力及入学面试，来决定录取与否，MCAT考分越高被录取的可能性就越大。招收学生数量由招生院校自主决定，美国医学院校每年招生名额一般在13 000~15 000之间，而每年的申请人数往往是这个数字的两倍以上，意味着最终进入医学院校学习还不到申请人数的50%。每所医学院每年招生在100人左右，在校学生最多不超过500人。从生源专业看，理工专业并不是进入医学院的硬性条件，但来自综合大学文理学院的学生占大部分，多数招生委员会将按照全面发展来考虑，考虑招收不同专业和比例的学生，因此，少数艺术、文学及语言专业的文科学生也将被录取，有利于组建多元化班级。

教学。北美医学院校学制四年，基本包括前两年的课堂或者实验室学习、后两年的临床学习。在前两年中，主要完成解剖学、生理学、病理学、分子生物学、微生物学、药理学和人体行为学等内容的学习，具体课程设置因校而异，主要教学方式为讲座、小组讨论、实验和基于问题的学习（PBL）等方式；此外，人际交流能力、体格检查能力、基本临床诊断能力和临床技术操作也是这个阶段医学生的学习重点。在后两年中，医学生主要在医疗机构完成临床实践学习，建立见习医生制度，通过临床见习（clinical clerkship）、选修课、病例讨论及讲座等方式，侧重练习询问病史和体格检查，在上级医师指导下参与病人的处理过程，同时学习研究与病人疾病相关的医学文献资料的方法。北美医学教育以"以学生为中心"的小规模、高标准精英教育模式而著称：①基础和临床渗透。普遍采取以器官系统为基础的整合教学模式，实现基础医学课程与临床学科内容的有机融合，培养学生整体临床思维。②早期接触临床。从第一学年就安排医学生接触患者，即学习采集病史、掌握医疗流程基本能力，增加与患者交流沟通的机会，在实践中学习医学知识，提高医患沟通能力，培养医德素质。③普遍采取以问题为中心的教学方法。通常以小组为单位，教师将课堂讨论内容以问题形式提出，学生则查找资料，相互交流，讨论解决问题的对策。课堂时间多以学生讨论时间为主，教师主要起把握导向、布置任务及总结归纳的作用。④使用标准化病人和模拟病人。训练医学生处理各种急危重症的能力。

考核。医学院校通过一系列的考试检验、考核学习进展，包括由课程考试、技能考试和医学院系组织的考试，但更为关键的是在校期间，医学生要通过美国医师执照考试（United States Medical Licensing Examination, USMLE）第一步（STEP I）临床知识和第二步（STEP II）临床技能考试。USMLE 是更高级别的专业考试，医学生从第三年就要开始准备，其中，STEP I 主要测试医学生对医学基础学科的关键概念的理解能力和基础知识的应用能力，考试内容包括解剖学、病理学、生物化学、行为科学、微生物学、药理学、生理学，在完成了第二年的学习之后进行；STEP II 分为两个部分，第一部分是 STEP II CK（clinical knowledge），内容包括内科、外科、妇科、儿科、预防医学、家庭医学、精神科等临床学科，第二部分是 STEP II CS（clinical skill），主要测试医学生的临床技能和交流能力，STEP II 的考试在学习的最后一年开始进行，主要评估对医学知识和临床知识的掌握程度。

毕业从医。多数医学院将通过 STEP I 考试作为毕业的必考项目。另外，还有一半以上的美国医学院把通过 STEP II 考试作为毕业条件。医学生毕业后获得医学博士学位（Doctor of Medicine, M.D.），但在未通过全国医师执业考试前，还没有独立行医资格。必须要在通过国家行医执照考试后，做 1 年实习医生及至少 3 年住院医生。USMLE 第三步考试在 1 年的实习医生之后进行，除了医学知识外，还要考临床工作中的伦理、法律等问题。要想成为专科医生，则还需要到大医院进行 3~5 年的专业训练，合格后最终才有可能成为某医院的正式雇员。在美国要想成为一名医生，至少要 11 年，甚至更长时间。

2. 医学生具备宽泛扎实的人文学习基础

医学前教育奠定了人文知识基础。这与整个国家的教育体制和公民素质有关，和国内一样，能够进入美国普通大学本科教育阶段，同样要考查高中学习成绩,特别是化学、生物学、物理课程的成绩。要通过 SAT（scholastic aptitude test，即学术能力评估测试）。其中，SAT 1 主要评估语言和数学能力；SAT 2 主要评估文学、世界历史、美国历史、化学、物理、生物学等。

SAT 通过后，方可申请大学本科。可以看出，对语言能力和文史哲人文基本学科知识的掌握有所侧重。在大学本科学习期间，有意毕业后从医的学生，除了关注与申请医学院所需要学习的课程，如生物学、化学、物理学、计算机科学等以外，医学院通常要求学生在被医学院录取之前，在相关的研究机构或医院工作一段时间或者参加一些志愿者服务活动。上述提及的医学生入学考试 MCAT，分四部分，加起来一共是 5 小时 45 分钟，包括 Physical Science（包括无机化学和物理），Biological Science（包括生物和有机化学），Verbal Reasoning（语言推理），Essay Writing（论文写作）。除了对生物学、化学、物理学知识进行测试以外，重点针对阅读与解释信息的能力及沟通技巧进行测试。

美国这种建立在本科教育基础上的医学生招生录取制度，学生具有稳定的专业思想和宽泛的自然或社会科学基础，保证学生具有成熟的心智，进入医学院后，能够理解医学意味着辛苦和奉献，意味着对生命的关爱，使其愿意献身于这样的事业，并在将来的工作中能更加坚定自己的信念，更加懂得如何去关心、关怀患者，不受外界诱惑的影响。

通过入学面试测试医学生的人文价值取向。北美医学生一直采取招生委员会面试的方法，目的是为了避免录取单纯成绩好但不适合当医生的学生。故而设立入学面试环节，用以测试申请学医的学生性格、道德观、应变能力和团队合作意识等人文素质。面试所提的问题多与日常医疗运作有关，比如，医疗费用由保险公司共同承担是否合理？新的治疗方案未经患者同意，是否有违医德等，这些问题没有绝对正确的答案，但可以从精神和意识层面了解学生的基本素质，从医的观点、立场和团队的协作意识，通过面试的快速反应更能看出一个人的性格弱点。那些在入学面试时有好表现的学生，几年后参加医学结业考试时，在测验个人的决断力、耐心和沟通能力方面也会有好的表现。那些很草率就下结论、不认真聆听同伴意见或太主观的面试者，所获的评分很低。因为这些行为损害了团队合作。反之，应对得体和积极发问者的分数就很高，这些行为被视为将来会对医院的同事和病人更友好。目前，不少医学院注意到传统的面试鉴定仍然无法遴选判断出申请者是否具有一些不适合从医的个性，如个人主义、自以为是、缺乏耐性等。因而，对医学生入学面试也在不断改进中。比如，弗吉尼亚理工大学医学院采用结构化的多轮面试法选择提出申请的学生。学生需要接受多达9次的面试，重点从专业的知识和经历，学医的动机，人际交往的行为或方式，责任心和献身精神，教育、经济和社会背景等方面进行问题设计和总结归纳，形成有关学生非认知性特征的面试报告，如对医学的热爱、对他人的关心、学医动机、成熟程度、在集体中的活动能力、自信心及道德品质等，将在委员会录取讨论会上起重要的影响作用。

3. 建立了符合医学生认知特点规律的人文课程体系

美国医学院校为提高医学生人文素质，积极对课程设置进行改革。1985年，美国医学院协会要求将临床有关的伦理学和行为科学纳入医学院课程体系，扩大人文选修课程，逐渐形成了涵盖文史哲、艺术、法律、伦理、宗教等人文学科群，医学与人文科学相交叉的课程成为核心课程，注重医学和文学、艺术、社科等人文社会学科融合，普遍开设"了解患者""临终关怀""行为科学""医患沟通的艺术"等交叉课程。美国在医学生的临床实践中非常重视"以患者为中心"，在课程中增加了与患者安全相关的教学内容，指导学生在临床实践过程中进行有效的决策和判断，发扬团队合作精神，尽量减少医疗差错。以哈佛大学为例，于1985年实施"新途径"（new pathway）综合课程计划，该校为医学生开设的人文社会科学课程主要开设在第一、二学年，并贯穿在整个医学教育的始终。根据研讨主题的差异，笔者将这些课程分为两类，一类是针对"个体或家庭"的课程，体现了医学的人性；另一类则是针对"人类群体、环境或社会"的课程，体现了医学的社会性。

在第一类课程中，"医学伦理与职业道德"概述了在医疗实践、医学教育和研究中的伦理问题，研讨的主题涉及患者病情的保密性、病情告知、利益冲突、知情同意、临终关怀等内容。"照顾临终病人"课程介绍与临终病人及其家属相处的基本知识、态度和技能，重点是如何协调与病人及家属的关系，学习痛苦干预、精神关怀和道德困境等主题。"病人与医生Ⅰ"让学生观察病人的各种表现，学习接待病人的技巧，了解病人对疾病的感受；"病人与医生Ⅱ"重点介绍病史采集、体格检查等临床技能，学习倾听患者、问题回答等交流的技巧，学习恰当的职业行为和用语，使学生学会与病人建立相互信任的良好关系；"病人与医生Ⅲ"通过对临床病人有关的伦理道德、社会问题、费用问题、人种与文化冲突等问题的讨论与分析，使学生逐步理解对病患产生影响的诸多文化和社会因素。

第二类课程包括以下科目："职业介绍"是所有新生入学的第一课，主要从不同角度对医学职业进行广泛的概述。"医疗保健政策"描述了医生在塑造美国医疗保健体系中的关键作用，向学生介绍美国当前的医疗保健服务和医疗财政制度的主要特点，分析与当前医疗保健政策相关的政治学和经济学领域的重要概念。"社会医学与全球卫生"主要向学生介绍社会医学的理论和实践，让学生了解社会、经济和政治的因素将会对医疗活动产生的影响，如哪类人群会患病、可能患哪些疾病、可采用哪些治疗手段、治疗的效果怎样等，并让学生学习对这些影响因素做出适当反应。"临床流行病学与人口健康"主要介绍临床流行病学核心知识（科研设计、生物统计学、批判性阅读）和公众人口健康的相关主题。可以看到，该校所设置的每一门人文社会科学课程虽各有其独特内容，但并不是孤立地开设，而是融汇一体，分别从不同角度体现着哈佛医学院对"医学的人性"和"医学的社会性"的全部要求。课程内容中突出了"轻理论、重实践"的特点，以病人的利益为中心，以当前医学领域中的社会问题为焦点，对其开展讨论、研究、调查和分析，目的在于使医学生能够从内心对患者的人性方面给予深刻理解、同情和产生共鸣，从而以更人性的方式对待患者；同时，使医学生清楚地了解未来社会的人口结构变化、卫生保健政策和医疗服务体系对公众健康的影响，以及自己将肩负的责任。针对现实问题进行教学，是美国医学人文社科课程的重要特点之一。

4. 注重科学教育与人文教育交融渗透互为促进

美国医学院校重视人文与科学教育的融合渗透，在专业课程和临床实践中强调医学的社会性。在临床实践能力培养的过程中，通过与病患或者标准化病人的接触，整合融入人文素质（职业价值、态度、行为和伦理道德等）的培养。将医学生对于医学的深入理解和人性思考建立在临床实践中，感同身受，亲身体验，设身处地站在病人的角度来理解患者，进而加深对疾病的认识和提高病患心理的掌握程度。例如：通过采集病史培养学生的沟通能力。沟通能力的高低将反映在采集病史是否全面、详细上，同时也是临床思维的有效训练。讨论如何以能够接受的最好方式让患者知道糟糕的病情，如何为经济负担较重、病情急的病人做决策，如何令病人抱着希望的态度有效配合医生进行诊断治疗等。这已不仅仅是知识的传授、临床处理疾病能力的训练，更是医德品质、素质培养和形成的过程，让医学生理解医学与社会的关系，在培养医学生的人文素质，如交流沟通能力、自我学习、反思能力等方面产生积极效果。

20 世纪 50 年代至 80 年代，美国医学院校在多方面进行了改革，在该阶段产生了"以器官系统为基础的学习"（OSBL）、"以问题为基础的学习"（PBL）、以社区定向的初级保健教育等具有重要历史意义的课程改革，[①]充分体现了对人的整体性的关注，以及对生物—心理—社会—环境医学模式的深刻理解，使社会和人文科学教育贯穿于美国医学教育的全过程。以往，传统的生物医学课程均由临床病例构成，并以此为基础发展了一系列理论授课、实验或示范课，利于学生小组讨论。以哈佛核心课程为例，"人体"的主要内容是组织学、大体解剖学和放射学，使学生熟悉细胞、组织和器官的结构，强调人体组织的原理。"物质代谢与能量代谢"由生物化学、生理学、药理学和分子生物学组成，强调代谢的化学通路、生理机制、反馈调节等。"免疫识别与机体防御"课程包括病理学、免疫学、微生物学和感染性疾病的基本概念，强调人体的防御机制。"生命周期"包括胚胎学和临床遗传学，对于整个生命过程的介绍，重点是正常人的生长发育、胚胎与家族和环境的关系、个性与特征的形成等。"信息处理与行为"课程组成为神经生物、神经解剖、神经病理和精神病学，并包括行为医学的相关内容，如成瘾和情绪低落、个性特征与疾病、情感反应等。"人体系统"这部分内容强调主要器官系统的病理生理，在发生疾病时出现的功能和结构的改变，使学生建立生理学原则，为他们学习临床药物的应用奠定基础。

"以器官系统为基础的学习"（OSBL）打破了学科界限，以人体器官或系统作为关注的焦点，较好地解决了学科间的割裂问题；同时，更关注基础和临床的联系，使学生更早进入职业的角色。"以问题为基础的学习"（PBL）课程模式则直接将临床问题作为教学内容的组织框架，进一步加强学科间的整合，使学生能更广泛、深入地了解与临床和患者相关的社会、经济、

---

① 俞方. 美国医学课程改革历程探索 [M]. 北京：人民卫生出版社，2010：29.

伦理等问题。"新途径"课程中的问题涉及健康维护的各个方面，从分子水平到社会水平，提倡以生物—心理—社会—环境医学模式学习疾病的知识，将身与心统一、生物的与社会的统一为整体的人作为医学的根本对象，更加重视疾病的预防和健康促进，更加理解社会、环境、职业、行为、文化对健康的影响等，实现了人文精神向生物医学的回归。

注重与医学科学和社会发展适应。医学科学的进步、疾病谱的改变、人口老龄化的加快，使医学教育教学内容出现新的变化。美国医学院校适应社会变化加快、社会文化变迁、社会关系变化、家庭结构改变、新技术革命成果大量引入医学领域而带来的新的社会卫生问题。20世纪90年代起，陆续在医学专业教学中引入费用控制、家庭暴力、效益分析、国际医疗与保健等教学内容，目的是帮助学生理解医学社会学和经济学方面的问题，正确处理医患关系，以及医务人员之间的关系，树立正确的医学理念，全面认识医学与社会的关系，培养良好的道德情感和规范的道德行为，并通过人文知识和方法的学习，发展临床技能，培养协作精神和社区管理能力。在临床实习上，哈佛医学院于2004年启动了整合见习计划（cambridge integrated clerkship）试点改革。医学生的临床核心见习（第3学年）由多个医院变为固定在一个医院，由各科室的轮转见习改为将学生以周为单位每天固定到不同的专科进行连续48周的纵向见习，如周一神经病学、周二妇产科学、周三精神病学和内科学、周四儿科学、周五社会科学。全新的临床见习过程强调纵向的、多学科的临床教学，关注学生与导师一对一的紧密联系，更加重视对非住院患者的医疗服务，为学生在实习过程中提供了从患者就医、治疗到康复的完整实践。从师资配备上，注重人文教师与专业教师的结合，美国大学医学院承担人文课程教学的教师，往往既是医学人文社会科学的专家，也是医学专家。

5. 通过形式多样的人文感知体验使人文意识成为自觉行为

美国医学院校注重拓展医学生人文素质形成培养场所和教育形式，为建立有效的卫生服务模式，使医学生不仅仅满足于医疗技术手段的学习。适应未来医学模式要求重视疾病的预防、保健和健康促进趋势，教学环境面向社区，使学生从社会角色担当层面感知医务人员的职责和患者的心灵体验。比如，美国允许医学生在非大学学习选修课的机构比例逐年增加，鼓励学生积极参加各种社会服务活动,到贫困地区、偏远地区、监狱、收容所、免费诊所等地方实习,让学生作为社会一员,在社区中通过实践来获得价值认同。医学院校要求学生为无家可归和滥用药物的人,以及家庭暴力的受害者提供服务。通过亲身体验,激发医学生对医学领域的社会现实问题进行调查研究的兴趣,然后分析并提出解决方法,无形中塑造人道主义精神,培养学生的社会责任感和职业素养。

在进入医学院第一年的第一周,医学生被指派追踪一个病人或一个家庭,并且在医学院学习期间一直随访这些病人。临床专业教学也被安排在医院以外的场所进行,如诊所、开业医生诊室、卫生福利站、保健站及收容所等,培养学生良好的交往技能,为学生提供了行医可能遇到的医学伦理、死亡、暴力、与不同文化背景的人进行有效交流、对医疗保健费用无支付能力的病人制定医疗方案、团队合作等卫生保健和社会问题的机会。此外,引导学生接触各种群体,从群体的角度考虑健康与疾病,理解疾病预防控制的重要性,形成整体医学观念,培养医学生的群体保健能力。使医学生具备"群体健康和卫生系统"方面的能力也是全球医学教育最低基本要求之一。

为学生提供实习的医院与国内不同,并没有因为实习生角色会给患者带来不信任感而刻意回避。例如,医院往往会制作入院教育宣传册,面向病人免费发放,目的是向患者及其家属介绍院内医务人员的结构和组成、各自职责和能够提供的服务范围。在说明手册中,大约有1/3的内容是介绍医学生的。手册明确了医学实习生将为病人做详细的病史收集、体格检查,强调了实习生所做工作将为上级医师提供非常有价值的诊疗信息,他们所做的任何医疗决策都将在上级医师监督指导下进行。每次查房,医学生都会像住院医师一样,向主治医师汇报其主管病人的病情。即使是刚进入病房的见习医师,即使其所汇报的病历毫无重点,主治医师和住院医师也会认真听完,并提出改进方案。这种临床教学方式,重视和尊重医学实习生群体,解除了病人的误解,增强了医学生的责任感和自信心。

(二)古巴医学人文教育

从医学发展的历史和各国医疗水平的现状来看,经济越发达,医疗水平越高是一种共识。因此，很多人认为高水平的医疗体系是发达国家的产物，经济落后的国家只能让自己的人民受医疗物资紧缺、医疗技术低下之苦。然而人均月收入只有 20 美元左右，长期遭受美国残酷封锁的古巴却走出了一条可以与美国健康指标相媲美的高水平医疗道路。这与古巴独特的医学生培养体制有着密切的关系。

1. 建设大量高水平的医学院

古巴原为西班牙的殖民地，直到 1898 年取得形式上的独立，但政治上仍然受到美国的操纵，经济命脉也被美国控制，收入两极分化的情况非常突出。少数富裕的古巴人通过融资获得私人医疗服务，占据了大部分医疗资源；占人口绝大多数的古巴穷人只能靠资金短缺、技术低下的公共医疗服务体系勉强应对疾病，广大农村地区几乎没有任何医疗卫生条件，甚至许多农民一辈子也没有看过医生，卫生条件极为恶劣。1959 年，卡斯特罗领导的古巴革命胜利后，古巴走上了社会主义道路。在美国的极端封锁下，古巴经济的发展非常艰难，但古巴却克服各种困难，优先发展医疗卫生事业，为古巴人建立起覆盖全民的、高水平的免费医疗体系。建立高水平医疗体系的基础是拥有优秀的医护人员和高水平的医学技术，为此，古巴高度重视医学院的建设和医学生的培养。古巴全国划分为 15 个省和一个特区，每个省都建设至少一所医科大学。古巴共有 51 所大学，其中 1/3 的大学是医科大学。医学生水平很高，品学兼优，古巴的医学生毕业后可以去美国、欧盟等发达国家执业。尤其眼科、矫形术、生物工程、骨髓、心脏、肺、肝、肾、胰腺等器官移植手术更是居于世界领先水平。古巴在医学科研和药物研发上处于世界领先地位，古巴有着纯熟的生物制药技术，研制出了一些令发达国家都刮目相看的制药产品，如好几款治疗型肺癌疫苗、糖尿病足溃烂生长因子、人源型单克隆抗体等。

2. 注重医学生的思想政治教育

古巴政府高度重视医学生的思想政治素质，甚至把它放到保卫祖国战斗使命的高度，尤其重视大学生思想政治教育。革命胜利之初，古巴就明确了思想政治工作的重要性，医学院的思想政治教育尤其受到重视，贯穿医学生选拔到培养的全过程。从选拔开始采取严格规范的考察程序，对具备入学资格的中学生道德品质进行深入了解，选拔品学兼优、富有奉献精神的学生进入医学院学习。入学后加强学习与劳动、把医学生的人文素质与热爱祖国、热爱社会主义制度有机结合。各医学院都有专门的马列主义教师，根据统一编写的教材，设置规范的马克思主义理论课程。讲授马克思列宁主义与古巴革命创始人何塞·马蒂思想、卡斯特罗思想，同时注重历史传统和古巴社会主义建设现实结合起来。

3. 思想理论学习与专业实践的结合

古巴医学生的思想政治教育并不是停留在书本上、课堂中的抽象理论，也不仅仅通过专门的思想政治理论课进行，而是贯彻在其他专业课的理论学习与医学实践中。古巴医学院高度重视学生的专业实践，在实践中体会医生的使命与责任和职业荣誉感。在医学生培养的全过程中，始终与健康者、有隐患者、病人和后遗症病人保持医患关系。在医学生的基础课程、临床学基础、临床学和住院实习中，始终宣传人道主义的、伦理的和公民的原则；把具备社会心理学和形态功能的分析能力、掌握医生应有的专业技能与医学生的人文精神培育结合起来，注重病人的心理状况与健康状况。

4. 国际医疗救助和医疗外交

古巴在提升国内医疗水平的同时，坚持国际共产主义精神和反帝反殖民地信念，积极主动承担起为发展中国家，尤其是欠发达国家培养优秀医疗人才的任务。古巴的医学院普遍为海外留学生提供免费医疗教育，为了满足日益增加的国外留学生的学习需求，1999 年，古巴政府建立了拉丁美洲医学院。这所医学院从创立之初就明确宣示坚持无国界的国际人道主义精神，面向全球，尤其是为发展中国家培养优秀的医疗工作者。这所医学院建成的第一年招收的学生覆盖 24 个国家，很多来自经济落后的国家，还非常关注女性和土著群体的招生优惠政策。学校十周年校庆的时候，时任世卫组织总干事的陈冯富珍在贺电中盛赞该校的国际主义和人道主义精神："这种对穷人、女性和土著毫无歧视的制度伦理，使这所医学院独一无二。"[①]在这里，学生不但免除学费，甚至连生活费也全免，还可以享受一小部分津贴。在建设国内的医疗体系网络之外，古巴的人道主义情怀在社会主义时期也已经形成脉络。在其政权建立之初的 1960 年，古巴就派出医疗队去

---

① 王利军. 古巴医疗模式对我国医疗改革的启示 [J]. 药学教育，2009（04）：2.

帮助当时受地震灾害的智利。在过去几十年中,古巴向100多个国家派出了超过120支医疗队,与100多个国家签署了医疗合作协议,为拉美、加勒比、非洲和亚太地区的国家培养了1万多名医生,古巴医疗技术的先进和人道主义救援成为古巴的象征。2020年,新冠疫情的全球大流行使许多国家陷入医疗资源紧缺的困境。古巴是首先为新冠疫情重灾区意大利提供医疗援助队的国家之一,又向安多拉、阿根廷、牙买加等国派出了医护人员支援疫情,赢得了国际社会的称赞。

古巴的国际援助继承了社会主义革命和社会主义运动中的反殖民地精神和国际主义精神,虽然历经美国的不断阻挠,但顺应历史发展和人民诉求的古巴医疗国际主义精神得到国际社会的普遍赞誉。通过医疗援助,古巴人民和广大发展中国家的心紧密地联系在一起。在进行国际医疗援助中,古巴医生更深刻地领会到作为医生需要拥有的共产主义与国际主义精神。他们的人文精神和社会关怀,使他们更深刻地理解共产主义是人类社会未来发展目标的意义。

二、欧洲医学人精神培育

(一)英国医学生培养中的人文教育

1. 英国高等医学教育简况

英国医学教育包括医学院校教育、毕业后教育和继续教育。医学院校教育是起点,毕业后教育是重点,继续教育则把教育培训同持续终身的职业生涯统一起来,构成了完整的医学教育体系。英国高等医学教育的学制一般为五年,前两年学习基础,后三年学习临床;还有部分医学院校实行四年制,从大学毕业生中招收学生,这批学生加上大学本科三年,总计学习七年。各类医学学生毕业合格者,获得授予内外科学士学位(MBChB)。英国(含北爱尔兰)的27所医学院校,每年招生量约5 000人,招生人数最多的是伯明翰医科大学,每年招生400~500人,牛津大学与剑桥大学的医学院每年招生140人左右。[①]

---

① 吴立娟,彭晓霞,王嵬. 英国现代医学学位体系及其特点研究[J]. 学位与研究生教育,2007(04):71-74.

在招生录取上，英国医学院校直接由高中毕业生申请，享有充分的招生自主权，不组织统一的国家入学考试。各院校根据申请者的中学成绩和面试结果择优录取，一般的录取率在 1/25 左右。有意申请报考医学院的高中生，中学最后一个学期必须学习化学在内的两门理科课程和一门非理科课程。学生的中学成绩必须达到 3A 或 2A1B 才具备申请医学院校资格（英国中学课程成绩分为 A~E 五等）。中学为学生出具一份推荐表，简述该生的表现、能力和希望，以便申请学校考查其学医的动机和兴趣。医学院校通过初步筛选，确定面试对象，大约 20% 的考生有资格面试。面试内容包括交谈、写一篇为何学医的短文和心理调查。以牛津大学医学院为例，面试中设计了许多开放性题目，注重申请者的态度、表达能力和思维。尽管生源来自普通高中，但每年的招生严格控制，因此其医学教育一直保持较好的精英教育水准。

学生被录取后，经过五年学习，毕业获学士学位，但还不能直接从事临床工作，毕业后第一年，以注册前住院医生（JHO）的身份参加为期 1 年的内外科实习，JHO 训练合格后才能正式申请注册从事临床工作，获取医生的薪金，同时开始在诸如皇家内科学院、皇家外科学院、皇家全科医学学院等专科性皇家学院接受专科训练。专科医师训练为期 6 ～ 8 年，前两年是通科训练，受训者在 27 个可供选择的内科、外科轮转，同时至少保证 6 个月在急诊或重症监护室，培训结束时受训者需通过会员资格考试，经申请并交纳费用后即成为皇家学院的会员，之后进入高级培训阶段。不同专科训练时限在高级培训阶段各异，内科训练年限一般为 4~6 年，外科训练年限为 6 年。该阶段结束后，可获得专科医师培训合格证书，注册为专科医师，具备了医院申请顾问医师职位资格。英国的高中毕业生从进入医学院到完成专科医师训练期限，一般为 12~14 年。

2. 医学教育中人文素质培养情况

英国高等教育委员会在 1978 年把心理学、社会医学等课程列为医学院必修课，目的是增强医学教育人文特征，改变医学科学的纯技术倾向。1993 年，发表的"明天的医生"报告，从知识、技能、态度三方面，阐明了医学毕业生应达到的内容标准，将更多的人文平衡课程加入医学和实践教学中，以达到医学人文与医学科学的相互渗透和有机融合。在此报告影响下，英国医学院校按照报告要求，更加强调医学生人文素质教育，针对医学人文教育，加大改革力度，融入更多的人文学习模块，重视学生沟通能力的培养，力图通过改革使医学生成为既有学识又有教养的人。

英国医学委员会为确保各院校教学改革方向，明确了医学生人文素质培养目标：在人文课程设置上，以"课程群"方式建立合理知识结构，其中一类是以文史哲、艺术为代表的"医学相关人文课程群"；一类是以医学心理学、医学社会学、医学伦理学、医学法学、行为医学为核心课程的"医学与人文交叉学科课程群"。许多医学院校还开设了"医患沟通""医生与患者相处的能力""如何告诉患者坏消息""情商教育"的课程。在学时比例上，人文类课程占所有课程总课时的15%。针对社会、伦理、道德、价值观等发展变化，将医学人文教育与社会发展紧密结合，在教学内容上，以医学中的社会问题为中心，注重人文课程与自然、医学、社会课程交叉融合渗透，运用医学知识和人文知识对现实问题综合分析和探讨，贯穿整个大学教育全过程。人文课程群从入校开学，一直延续到临床结束，贯穿学生学习全过程，保证人文教育与医学科学的有机结合，英国医学人文教育把此作为最为人称道的成功经验。在实施途径上，以实际的临床问题为起点，综合基础、临床及人文社会问题，采取PBL（问题式学习）、课外阅读、情景模拟、课堂讨论、情感体验等多元方法，引导学生主动参与、共同讨论、积极思考，形成科学与人文相互促进的临床思维和批判能力。

（二）法国医学生培养中的人文教育

1. 医学教育概况

法国高中生不论其为文科或理科，通过高中毕业会考（bac）后，即可申请就读于当地医学院，不受成绩限制（由于申请医学院的人数众多，且大家都希望去大城市如巴黎、里昂等地的学校，所以法国政府规定只能就读于高中所在省份的医学院）。高中毕业考试由政府统一命题，通过率约70%。

法国的高等医学教育分为3个阶段：第一阶段的学习时间是2年，第二阶段的学习时间是4年。第一阶段和第二阶段是基础医学教育阶段，第三阶段学习期限根据专业方向，全科医学教育为期3年，专科医学教育为期 4~5 年。在第一阶段（PCEM），两年的学习时间中，类似国内进行基础医学教育，第一年学习物理、化学、生物、解剖学等课程；第二年学习病理解剖、微生物学、寄生虫学、免疫学等，另外还有 400 学时的临床见习。学生在完成两年基础课程学习后，有根据兴趣选择专业的机会，可以选择是否继续学医。如果对医学兴趣不大，学生可以选择进入其他大学学习其他专业，学分互相承认；如果想继续学医的话，就必须参加由医学院各自命题的会考，然后根据考试成绩录取。法国每年只有 13%~20% 的学生（3000~4000 人）有进入第二阶段学习的机会。给学生二次选择专业的机会，目的在于保证学生主观上热爱医学，愿意从始至终保持学习热情。

第二阶段（DCEM）学习时间为 4 年，强调理论与实践结合，第 1 学年用于基础理论课的学习和医院实习，与第一阶段接轨；后 3 年学习内容包括医学理论教育和临床实习教育，类似于我国临床医学教育，理论教育必修课包括：癌病学、心血管病学、皮肤病学、内分泌学、代谢、治疗学等临床课程，以及其他选修科目和研讨会。临床实习教育包括医院见习和校外内科诊所实习，须提供实习证明。每科均需要实习 2~4 个月，一般是上午在医院实习，下午回学校上课。实习科室以统一要求的必选实习和个性化的选择实习体现学科重要性，但实习时间均为 2~4 个月 / 科。在第二阶段末，法国医学生要参加国家统一命题的会考。只有 40%~45% 的医学生可通过本次会考，进入第三阶段的专科医学学习，并成为专科医师；没有参加会考或未通过会考的学生，只能进入第三阶段的全科医学学习，成为全科医师。

第三阶段分为全科医学教育和专科医学教育。①全科医学教育的学制是 3 年，目的是培养具有行医能力与行医资格的全科医师。课程内容包括公共卫生、全科医学和全科医学的工作范围、全科医学的管理技术、全科医学的现状、诊断与治疗、流行病学数据收集等，并要求在大学医院实习至少一个学期。对于完成全科医学教育，实习及格，通过博士论文答辩的学生，学校授予"全科医学国家医学博士学位"和"全科医师资格证书"。②专科医生教育的学制是 5~6 年，目的是深度培养具备专业知识和技能的医学专业人才。在专科医学教育中，学生同时具有医学生和住院医师身份，在大学和卫生局及劳动局注册。作为医学生，要按照计划听课，修学分，在教授的指导下参加科室的临床工作；医生，是一名具有独立医疗责任的临床医生，有处方权，每六个月为一个工作周期，要在全国大中型国立医院（综合医院和专科医院）的不同专科进行轮转。专科医学生可自愿选择开展为期一年的基础研究，然后撰写博士论文，通过论文答辩后即可获得学校授予的"专科医学国家医学博士学位"和"专科医师资格证书"，就可以独立行医或者在医院中从事相当于我国主治医师的工作。

2. 人文素质教育情况

1992年，法国教育部和卫生部结合医学发展和医学教育中人文削弱形势，首次联合颁布增设人文社会科学课程指导性文件，加强人文课程学习，促使医学生积极参与社会活动，在实践中增长见识和经验，强化医学生人文素质培养。经过一年多的实施总结和反馈，于1993年首次颁布医学院加强人文社会科学课程教育的决定，并连续跟踪目标执行情况，不断加以改进，使其在欧洲的医学人文教育中颇具特色。

在法国医学院校人文教育中，人文社会科学课程是其教学特色，主要课程包括人类学与人种学、人文与社会科学导论、社会学、社会心理学及其应用、卫生制度、医学人口学、卫生经济学，医学伦理学等，具体学时由各医学院校自行决定，通过理论教学、实践教学和选修课程等形式在第一阶段和第二阶段第一学年完成。其教学目的是使医学生掌握经济学、社会学、社会心理学、人际交往、信息处理，以及法国、欧洲及国际上的相关法律知识，并在社会实践中运用。以巴黎第六大学为例，第一学年第一学期主要的人文课程包括经济科学导论、外国卫生制度介绍、卫生经济学、卫生费用控制、社会保险、人口学、医院职能、医院管理导论、法学导论等；第二学期开设的主要课程有公共卫生历史、现代临床医学的诞生、卫生讲座与健康状况、艾滋病预防、健康心理学、现代外科学的诞生、器官移植、新生儿科学中的伦理问题、生殖伦理问题、法国卫生政策历史、经典医学著作综述、伦理学与医学、遗传学的医学应用、伦理与法学的问题、治疗上的积极措施与对垂死病人的临终看护、伦理学与生物学的研究、药品成瘾问题等。此外，在第一学年还要安排健康问题的专题讨论活动，主题包括流行病学方法、健康与行为、法国死亡率的变化、健康与环境、传染性疾病与艾滋病、精神病学等。人文课程的学时约占第一学年课堂教学总时数的 12.34%，其成绩占总成绩的比例为 10%。①

在临床实习教学中，法国医学院校非常注重在提高医学生临床诊疗技能的同时，对医学生进行行为教育，使学生学会与患者、患者家属、治疗团队间的沟通与交流。在临床见习、实习和第三阶段的医疗实践，医学院校为学生提供了《医学专业指南》。无论在何种情况下，医学生都必须严格遵守法律和医疗工作条例，尤其是医学伦理法规和医疗合同。负责带教的教师注重从一些细节入手，引导医学生养成基本的人文观念，例如，与其向患儿母亲询问病史，不如与患儿进行直接交谈，以避免忽视患儿自身的存在；要耐心倾听，不要急于诊断；要以积极的态度和方式，让带着困难和疑虑来求诊的患者感知；在询问病人时要用他们能够理解的语句；时刻为病人创造对未来抱有信心的氛围；让病人能够尽情讲述自己所受的困惑和病痛；最后要说将试图帮助他们解决其病症的话语。与国内相关临床实习带教规定相比，《医学专业指南》的可操作性更强，也更容易理解。

（三）德国医学生培养中的人文教育

德国实行的是免费教育制度，高中毕业生可申请进入医学院，没有入学考试。但是近年来，由于医学院校招生指标有限，因此，医学生仍然面临较大的竞争。德国医学院校共 39 所，除 5 所独立建制外，其余均设在综合大学中。②一般经过 6 年的学习并通过两个阶段的国家医师考试即可以毕业，获得医学博士学位。

与我国高等医学教育相似，德国医学院校分成基础医学学习、临床学习及实习三个阶段。根据德国《医生从业条例》中规定的基本要求，医学教育阶段的教学计划包括医学课程学习、急救工作的训练、护理服务、4个月的见习和 1 年的临床实习。医学生学习期间，除接受医学院校自身考试以外，需要经过两次国家医师考试。①基础医学学习阶段，一般包括 2学年 4 学期，主要学习医学基础学科及相关的自然科学基础课程。第 1 学期：生物、化学、物理等自然科学基础课程；第 2~3 学期：医学基础课解剖学、

① 蒯强. 法国医学院校人文社会科学课程及其特色 [J]. 复旦教育论坛, 2004（01）: 93-95.
② 杨东亮, 徐明生, 黄万武, 等. 德国医学学位教育的研究与启示 [J]. 学位与研究生教育, 2007（05）: 73-77.

生化—分子生物学、生理学；第3~4学期：与临床相关的具有整合、指导意义的讨论。②在临床医学学习阶段，基于人类群体健康保障，以患者为中心，注重理论和实践的联系应用，进行知识传授、常见病临床培训、医学临床诊断及实验室诊断和具体的分科培训，以培养学生的职业能力，传授必要的医生行为举止方面知识技巧。从课程设置和内容来看，除了常规的临床医学理论和技术操作课程外，许多涉及社会医疗保障体系和医患沟通、人文基础方面的课程教学内容，是国内医学院校较为少见的，包括全科医学、麻醉学、眼科学、外科学、内科学、儿科学、皮肤病学、脉管病学、妇产科学等临床医学课程。同时，还涉及许多跨学科和科学与人文渗透领域，如精神病学与心理治疗、心身医学与心理治疗、职业病医学、医学伦理学、社会医学、卫生学、医学信息学、医学史学；健康经济学、健康系统学、公共健康护理；临床环境医学、老年病及老年人医学、健康保险与救助、规范化程序、自然治疗学，等等。③实习阶段，通过第二阶段国家医师考试后进入为期1年的临床实习，这是申报第三阶段国家医师考试的必备条件。实习时间共48周，包括16周内科实习、16周外科实习以及16周的学生自行选择临床科室实习。实习在大学医院或医学系的教学医院进行，重点是床边教学，学生在上级医师的指导和监督下认真完成分管床位的诊疗工作，加深和扩充已学知识、技能，并将其用于临床实践。学生同样实行24小时负责制，要求严格遵守各项规章制度。参加临床病理、药物病理、药物治疗、病案分析及卫生经济等临床讨论者属实习的范畴。

在医学生人文教育上，德国医学院校秉承了德国古典人文教育的传统，也就是把学生培养成具有专门职业知识，通过内心自我修养而益于社会和公众的人，即内心自我修养的传统。德国医学生的培养总目标是培养富有造福于人类的人道主义精神的人，关心病人，更关心人类健康的社会活动家，掌握坚实自然科学知识又勇于探索医学实践的学者。由此，医学院校注重培养学生具有医师职业所要求的专业知识和六种能力，即掌握基础知识的学习能力、驾驭临床实际的实践能力、解决疑难问题的创造能力、参与社会活动的交往能力、具有鲜明个性的竞争能力和自我约束能力。①

① NIKENDEI C, 汪青. 德国医学教育 [J]. 复旦教育论坛, 2010（01）：93-96.

德国高等医学教育同样受到趋利化影响，以至于1989年，柏林医学院学生以罢课形式呼吁人文学科与医学教育相结合，德国医学院校在随后的改革中，重新审度人文教育的重要程度，研究医学科学和人文学科跨领域整合教学，开发了诸如医学人文学科特殊学习模块（special studies modules，SSM）等具有可操作性的教育形式。以柏林洪堡大学查理特医学院为例，在第2至第5学年贯穿"医学理论与实践原理"的医学人文学科特殊学习模块，把人文学科知识和教育整合到医学科学教育中，与以器官系统和生命周期为基础的教学模块并行渗透进行，以非常规的医学观来考虑医学与人文关系，使医学生拓宽视野，认识现代医学的优势和局限性，发展健康人格和社会责任感，反省医患关系、卫生保健系统、医疗职业及其范例。SSM把人文学科整合到课程项目的基础上，力图实现医学情境化，从而突出医患关系和医学职业的社会背景。在整个医学学习阶段，SSM的各种研讨班中一般有来自不同学科的，30多位教师提供了不同的研讨主题。

医学人文学科SSM尽可能地鼓励学生提问，批判地评价医学范例，形成自身的世界观，从而为医学生个人的更好发展提供支持。SSM主题主要由以下方面构成：医患关系和医学研究、医疗实践关系；医学知识中伦理与法律内涵的相互作用；以现代科学和其他替代理论为基础的观念的优点与局限性；影响健康与疾病的文化、社会和性别因素的意义；健康与疾病、生与死、治愈、诊断、机体和心灵的界定和发展。由这些主题研讨，使学生充分将医疗卫生保健与社会和人类密切结合，而不能把医学知识、程序和价值的标准当作不变的真理，应该随医患关系和医学科学历史、理论社会、法律和文化背景的改变而不断改变，并且要求学生要超越传统医学科学的界限，触发更广泛的跨学科反思，通过特定的情境激发学生思考社会、历史、哲学和伦理方面问题。

（四）俄罗斯医学生培养中的人文教育

俄罗斯的一些重点医学院校历史悠久、实力雄厚、治学严谨，跻身世界前列。其医学教育具备完整的体系和独特的模式，注重对学生全方位能力的塑造，培养出堪称世界一流的高素质医学人才。独特的文化底蕴与历史发展历程使俄罗斯医学院校人文精神的培育经验对我国具有重要参考意义。

1. 完备体系，注重终身

俄罗斯的医学院校或设有医学系的综合性大学接收普通高中、中等及高等职业学校的毕业生，对于孤儿、残疾但不影响从事医学的公民、切尔诺贝利事故的受害者、参加过战斗的退役或伤残军人等会在同等条件下被优先录取。在俄罗斯高中与大学衔接的教育模式也在被广泛地应用，以莫斯科医科大学为例，"其在1535中学设立生物医学专业班和不间断职业教育中心"。①通过预科班的加深教育，不间断职业中心的补充教育，更多的应届毕业生成为医科大学的学生，为医疗事业增添了后备力量，这样的衔接体系也为医学生胜任医学工作做了更好的铺垫。俄罗斯的高等医学教育体制由20世纪30年代的苏联发展而来，虽然经过陆续改革，仍有绝大部分延续苏联模式。本科生学制依据专业培养方向的需要而定，分为4~6年不等的时间。本科毕业后按照"专家—副博士—博士"进行学位晋升，不同于我国"学士—硕士—博士"的学位授予。评定职称时，必须具备相应的学位。在俄罗斯医学教育中，特别重视的是医生职业继续教育，所有医生每3~5年必须进行1个月至2年本专业领域内的继续教育培训，否则会取消行医资格。涉及内容包括专业知识、管理、沟通等技能，并重视医患关系道德原则的培训。俄罗斯完备的医学教育体系，保证了医学生的培养质量，而继续教育则是注重医生终身职业素养的提高，目的都是为患者提供更高水平、高质量的服务。

2. 倡导自主，注重实践

俄罗斯医学院从新生入学开始就高度重视培养学生的自主学习能力和实践能力。为了提高自学和动手能力，教学形式以小班授课为主，大班授课为辅，近80%的学时进行小组讨论式的自学，教师讲授、指导的学时只占20%~30%。这种形式不仅增强了学生的团队意识和创新精神，也重在培养学生的自主学习能力。每个学期的考核多在平时进行，笔试很少，面试占80%，且实行严格的淘汰制度，压力也激发学生们的学习自主性。面试

---

① 付玉红. 俄罗斯高中与大学衔接的教育模式探析[J]. 现代中小学教育，2014（12）：108.

对促进学生对综合知识的掌握、心理素质的提高有良好的作用，可提高分析问题能力、表达能力和创新能力。医学本身就是实践性很强的学科，俄罗斯医学专业特别注重实践，在整个教学过程中学生有很多临床实践的机会。一般从入学的第 2 年开始，病床旁则变成了教室，学生开始接触临床。而到了第 4~6 年，学生的大部分时间都是在医院实习，并可参与病人的治疗。大学毕业后也必须再进行 1~2 年的临床实习，这是获取独立行医资格及继续攻读（治疗专业）副博士学位的必备条件。教学形式倡导自主、多样的考核和严格淘汰机制，注重在校和毕业后的实践。精英式教育保证学生能快速融入专业活动中，进入临床治疗角色，同时也促使医学生养成精益求精的态度，提高综合素质。

3. 素质教育，注重人文

俄罗斯的医学教育倡导学生至上，尊师重教，崇尚学者。在校园内的每个教学场所都设有衣帽寄存间，师生在进入教学场所时都要穿白服，保持衣冠整洁；教师需要提前 10 分钟进入教室，而学生不得晚于教师进入课堂的时间；课上积极参与活动，尊重教师和同学，遵守纪律。校园文化、教学氛围、学者风范等都有利于学生自我约束、尊重知识、崇尚文化、遵守公德等素质的养成。加强人文科学教育是医学教育改革中非常重要的环节，在这方面俄罗斯医学院主要采取的措施有：建立人文科学教学研究会并下设人文科学教学会；定期召开以医学伦理、保健组织学、社会医学、文化学等为内容的研讨会；重点培养人文科学师资力量，从整体上提升医学人文科学教育水平。此外，在医学院的课程中，体育、外语、哲学等人文经济类占公共基础课总学时的 79.2%，在必修课中则开设国学史等人文社会课程。在融入大量的人文教育中，最具特色的是校园文化建设，医学院内都会设有规模不一的博物馆、校史馆，到处树立着人物雕塑，悬挂着著名专家的油画。厚重的历史积淀和文化底蕴，置身其中的医学生在潜移默化中接受教育，爱国意识、职业意识、学习意识油然而生。

三、亚洲医学人文精神培育

日本医学教育较为发达，尤其是在全学科教育课程体系、医学教育核心示范模式、医学教育认证制度等领域成绩突出，系统了解日本医学教育，尤其是人文精神教育内容能够为我国医学生人文教育提供参考和帮助。

（一）具体做法

1. 全学教育课程体系

日本医学教育，尤其是人文医学教育是在综合能力培养下的专识教育，强调"通识教育"。日本医学教育格外重视医学学科的地位，认为作为研究人类自身生命发展变化的规律的科学，必将对人类社会产生重大影响，因此医学院学生在牢固掌握医学基础知识、临床实践技能与多种综合能力的同时，还应该成为具备"健全的人格、强烈的责任心与使命感"①的身心协调的国际性人才。日本医学教育坚持"全学科教育课程体系"，从课程设计上，分为"基础课程"和"教养课程"，"基础课程"包括"全学基础课程""文科基础课程"和"理科基础课程"；"教养课程"分为"文科教养课程""理科教养课程""全学教养课程"和"开放课程"；"全学科教育课程群"由"人文、社会科学课程群、自然科学课程群、外语课程群、保健体育课程群"等构成，在随后的专业课程设计中，把人文精神融入"学科专业课程""器官系统专业课程"和"跨学科综合式课程设置"中，建构起了人文精神教育的贯通体系。②

2. 注重医学人文教育的问题导向

20世纪70年代以来，日本经济飞速发展，使得日本国内对医学发展的期待和要求同步攀升，日本的医学教育方向着眼于熟练医生和职业医生的培养，在医学教育过程中注重人文教育的问题导向，强化"问题导向性的学习"（problem-based learning，PBL），注重激发医学生"专业知识的学习、解决问题能力、主动学习能力、团队合作能力、语言表达和交流能力"等综合素质的提升，其讨论焦点问题是"基于病例，根据教材大纲要求掌握内容的设定题目"，既重视"学生主动学习达成目标"，也注重"教师

---

① 张云秋，于双成. 日本医学本科教育课程规划的分析及其启示 [J]. 中国高等医学教育，2012（01）：124.

② 张云秋，于双成. 日本医学本科教育课程规划的分析及其启示 [J]. 中国高等医学教育，2012（01）：123.

的督促辅作用"，强化的是以医学生为主体、教师为督导的双向互动过程。①

3. 强化医学教育核心示范模式

日本医学教育的全口径模式确立的总目标是为培养优秀医师服务。从目标设定上，立足职业医师的培养，注重良好人格与稳定心理的锻造，着眼医学、医疗知识、医疗技术、自我终身学习习惯的培育和养成；从范围限定上，明确核心课程的比例关系和学分学时规定，其他非核心课程的授业科目、授课形式由各医学院校结合实际决定；从内容划分上，坚持以医学生为中心，科学设计医学预备教育和医学教育课程，对数学，物理，化学，生物学，人的行为科学，器官、系统教育进行了系统整合和有机排列，把医疗安全确保与危机管理、医疗人际关系与集体协作、个体反应、医学法律、医疗环境与社会、临床实习等含有人文教育的内容充分设计到具体课业之中，为培养职业医师的良好人文素养发挥了重要的作用。

（二）经验启示

1. 注重医学与人文精神的融合

日本医学教育把基础教育、专业知识教育和人文素质教育或通识教育有机结合，强调人文知识、社会科学知识、心理学知识等内容在医学课程中的浸润，强化医学生综合能力和综合素养的培育。在课业实践中，加入人文精神融入，既增强了医学生人文精神素养，锻炼了个体的修行修为和人际沟通协调能力，也增强了学生认识社会、了解社会、影响社会的本领和技能，尤其是在临床实践中把理解、设身处地地为患者着想变成一种真切的存在，增进了医学生的个体觉察，厚植了责任感、使命感，在无形中增进了职业认同感和职业使命感。

2. 注重医学生综合能力培养

医学教育不简单地表现为技艺之学，更是人文之学、素养之学。从日本的医学教育实践看，其方式多样，努力充分带动学生的学习主动性。无论是基础课程还是临床课程，教学授课方式多样化，内容灵活，并注重学生创造性思维和能力的培养，尤其是借助于专题讨论培养临床思维和实用之术，教育引导学生善于发现问题、分析问题和解决问题，教育引导学生

① 张亚南，黄柳桓. 日本 PBL 医学教育一览 [J]. 中国高等医学教育，2012（06）：6-8.

着眼人类未来健康需要和瞄向医学前沿，认认真真对待医学，尤其是临床实践中的每一个细节问题，用心呵护，精致对接。受制于医学高等教育资源的有限性，我国一段时间在资源聚集型和集约型结合的情况下，培养了较多的医学人才，但总体上还不能满足新时代人民对美好健康生活的现实需要，更多地需要高技术、高技能、高素养职业医师的培育和生成，专注于医学生综合能力培养理应成为医学院校和社会的关注重点。

3. 注重激发教师与学生的协同联动

日本医学教育更多采用的是小班模式，能够较好地促进学生与教师的交流与沟通。在小班境况中，每一个医学生都能保障有更多的机会和教师进行沟通，尤其是针对个人的关键问题能够及时得到教师的教育引导、辅助帮持，对于医学生能力培养是极为难得和可贵的。加之，本科导师制有利于学生及时接受指导教师的指导和保障，既能够帮助本科生适应学习生活，也能够帮助医学生在生活中释疑解惑，不仅指导学生的课程选择、专业方向，甚至在学生职业选择、是否出国留学、网络成瘾等问题上"充分利用导师丰富的社会阅历、渊博专业知识和敏锐的学术嗅觉，给学生起到传、帮、带作用"。[①] 在我国医学教育资源相对有限的情况下，可以学习日本的"小班制"模式和"导师制"方案，重在提升医学生人才培养质量，重视激发教师与学生的协同联动效果，"利用基于问题的教学方式，适当增加案例教学与课堂讨论内容，用病例汇报，动手能力考核代替单一闭卷考试，避免教师填鸭式教学，学生死记硬背的弊端"，[②] 教师要率先垂范，在临床实践中或医患沟通过程中，将人文精神或人文素养渗透其中，真正把患者的病痛和健康放在心上，真正把患者的病痛和健康扛在肩上，践行好医生之大爱。

---

① 解继胜，黄赞松. 本医学教育特点及对我国医学生素质拓展的启示 [J]. 中国高等医学教育，2007（10）：41.

② 张燕，丁宏. 日本医学教育改革基本思路及对我国医学教育改革方面的启示 [J]. 中国农村卫生事业管理，2017（06）：638.

第五章 构建红医文化融入医学院校 人文精神培育的内容体系

红医文化内容的丰富发展决定了它能够融入医学院校人文精神培育的深度与广度，丰富的红医文化的内容应该充分考量其理论性、针对性和吸引力。对红医文化内容的开发与整理是一项复杂而细致的工作，构建红医文化融入医学院校人文精神培育的内容体系可以从基本内容和拓展内容两个角度展开。

一、红医文化融入医学院校人文精神培育的基本内容

伦理道德在整个人类社会中是不可缺少的，尤其在医学界是必备和必需的。目前，国务院学位委员会针对临床医学、口腔医学和中医硕士专业学位研究生提出了培养方案和办法，新的培养方案更加标准化、规范化，文件首条便指出，"培养热爱医疗卫生事业，具有良好职业道德、人文素养和专业素质"[①] 的诊疗本专业常见多发病的临床医师。

有鉴于此，在新的培养方案中将职业道德、人文素养放在了专业素质之前，既表示了伦理道德在医疗卫生行业的重要性，又表明了对医科大学生培养的新要求。意识对物质有强烈的能动作用，在某种意义上精神生活比物质生活更能影响一个人的价值观念。人的精神、信念和信仰构成一个人的精神家园，指引和引导人的社会实践。伦理道德在医学界占有极其重要的位置，提升医科大学生的伦理道德，培育医科大学生的人文关怀精神，

---

① 刘博智. 突出医学人才培养标准化规范化——国务院学位办负责人就三专业学位研究生培养方案及同等学力人员授予学位工作答记者问 [N]. 中国教育报，2015-06-19.

应首先培育其仁爱精神、沟通情怀、至善心理、慎独精神和敬业精神。

（一）仁爱精神

1. 众善之源，德近佛者可为医

我国传统文化源远流长，其中爱人、利人、宽厚待人、对人慈爱、同情、爱护的"仁爱"思想更是流传至今的优秀美德。最初"仁"与"爱"都是单独使用的，对"仁"的释义在《说文解字》中这样表述："仁，亲也。"在《中庸注》中的阐释为："人道相偶，有吸引之意，即爱力也。"这两种解释都指的是与人相亲相爱的爱人之道。另外，"仁"在《齐风·卢令》中表述为"其人美且仁"，这里的"仁"就上升为一种美德和才能，而延至现今"仁"的释义主要是"古代儒家的一种含义极广的道德范畴"[1]。对于"爱"的解释在《康熙字典通解》中表达为："仁之发也。从心无声。"[2]因此，"仁"指的是人与人之间相互亲爱的一种美德，"爱"是喜爱、爱护、爱惜、关心、友爱、同情他人的意思。"仁"与"爱"的含义是相融相通的，因此，"仁"与"爱"也就慢慢组合为一个词"仁爱"。最初"仁爱"一词出现于"尧立孝慈仁爱，使民如子弟"（《淮南子·修务训》），此后儒家的"仁爱"思想又进一步发展壮大。

"仁爱"思想在我国古代伦理文化中，首先，指的是儒家所说的"爱从亲始"的对亲人之爱。这是一个人发自内心的"心腹手足"的自然之爱，体现出以血缘为纽带的家族伦理原则，正如王阳明所说的德性的"发端处"。这种基于血缘的亲人之爱，会延伸至爱他人、爱社会、爱国家、爱自然，这种"泛爱众"的思想是"仁爱"精神形成的坚实基础。其次，"仁爱"秉承"己所不欲，勿施于人"（《论语·卫灵公》）的原则，即对他人、对人类的爱。同类之间应互助互爱，这是人与人之间应有的道德关系。只有对他人的爱，才能体现个体自身的仁爱思想和人文修养，是仁爱精神的外显和实现的方法与过程。正如孔子所说："仁者先难而后获，可谓仁矣。"（《论语·雍也》）为促使人们获得"仁"的真谛，孔子又说："仁远乎哉？我欲仁，斯仁至矣。"（《论语·述而》）这说明只要人们对他人施"仁"，

① 辞海编辑委员会. 辞海 [M]. 上海：上海辞书出版社，1989：542.

② 张力伟，等. 康熙字典通解（中）[M]. 长春：时代文艺出版社，1997：173.

"仁"就伴随而来。最后，仁爱思想应具备对自然之爱。人与人、人与社会、人与自然之间都是同本同源的，切勿以牺牲对方为代价来促其自身的发展，否则将陷入"人际危机""思想危机""生态危机"的局面。孔子说："仁者乐山，智者乐水""子钓而不纲，弋不射宿"（《论语·述而》），人对自然的态度不但是亲近的，而且应该和谐相处。孟子认为由于利己思想才会使人与人之间"不相爱"，才会使人与人之间产生矛盾和纠纷，因此，孟子提出要按照"兼相爱，交相利"的原则去与他人沟通和相处。孟子不仅提倡人与人之间相互同情与关心，也倡导人们去爱社会、爱自然，"仁民而爱物"（《孟子·尽心章句上》）的思想就是教导人们，在爱人的基础上要充分地爱护、尊重、善待大自然。古人所说的"天人合一"，意指人与大自然本是一体，人是自然界的一部分，大自然就像母体一样孕育着一切生物。若对自然界进行毁坏，人其实是在自取灭亡，只有爱护、维护好自然界，尊重自然界的一切发展规律，人类才不会遭受自然界的惩罚，也只有具备了对自然界的爱，仁爱思想才是完整的，才能体现其终极意蕴。

被视为"众善之源，百行之本"的仁爱，在中国古代哲学中向来被列为诸德之首，是道德意识和道德情感的生命来源和种子。作为儒家伦理思想核心的"仁"，提倡将心比心的类比原则，以此推动人与人相爱，能同情人、帮助人并尊重他人的价值。"仁者爱人"在医学领域尤为重要，医院的前身是创办者出于对贫困、无家可归者的同情和怜悯，而设置的避难所。伴随社会的进步，现代意义的医院逐渐形成，治病救人、甘于奉献的精神也得到进一步彰显。"仁爱"精神不仅强调爱家人、爱亲人，更要爱他人，培育医科大学生的仁爱精神，不仅使他们继续发扬"医者父母心"的优良传统，更促使他们如对待自己家人、亲人一般善待病患。

2. 仁者爱人，彰显医者父母心

儒家文化倡导从成己、成人、成物等方面来修炼提升自身。首先，"成己，仁也"，即实现、完善、成全自己是仁义。对自己成全指的是不断完善自身修养和德性，不断将德性与德行统一趋向于远大的道德理想。每个个体生命的存在都具有某种"天生"的潜质或"天性"，只有在这种"天性"的基础上通过修身，才能作为一个独特的、独立的个体生命呈现出来。"成己"是一个知识获得、能力构建、德性培养的过程，是一个"独善其身"的心理转换和转化的过程，是一个哲学反思的过程，只有做到"成己"，才有可能达到"成人"。其次，"成人"是成就自身以外的他人，是用自己的德性去"亲民"，是促使他人德性的有效彰显。因为人是社会关系的总和，没有人是处于封闭、自我的状态，一个具备高尚道德的生命个体，有责任、有能力用自身的德性去影响、成就他人，促其建构内心的道德理想和信念。最后，"成物"是个人修身的最高境界，指的是在完善个人修养的过程中，不但要助推他人达成、趋仁，更要泛爱、善待天地万物，要身任天下，利济群生。"仁民而爱物"，"民，吾同胞；物，吾与也"，将是每个人修身养德的最高境界。"成己""成人""成物"相互联系，层层推进，这一过程也是中华优秀传统文化所倡导的言行合一、人我合一、物我合一、天人合一的过程。西方文化中也包含"博爱""慈爱"等爱人的思想。虽然中西方文化有不同的表述方式，但认为仁爱思想是热爱生命、关怀万物这一道德原则是一致的。法国思想家帕斯卡尔认为从肉体到精神、从精神到仁爱，两者之间存在着无穷的距离，所有的物体或所有的精神，以及物体和精神的所有产物合在一起，都比不上最微小的仁爱运动。①

目前，医患关系紧张，医闹事件频发，虽有调节机构和诉讼手段，但由于信息不对称和医疗知识的缺乏，导致部分患者对调节机构的公正性、对司法机关的正义性都持有怀疑态度。追求规则透明，力求信息对称，做到法治公正等势在必行，但无论何种手段，都无法"包治百病"，因此，化解医患纠纷，应从源头进行防范。这不仅需要患者知晓不论现代医学设备多先进、医术多发达，医生都有无能为力之时，同时需要医生在严谨的态度下应有慈悲心肠，给患者开出的第一张药方应是关爱。"现代医学之父"威廉·奥斯勒认为，医生面对的是鲜活的生命，不是冰冷的机械，在思考如何治疗的同时，"还应该用心去感受、去帮助、去安慰"②。所谓"夫医者，非仁爱不可托也，非聪明理达不可任也，非廉洁纯良不可信也"③，这也正是"医者父母心"的写照。

① 帕斯卡尔. 帕斯卡尔思想录 [M]. 何兆武，译. 西安：山西师范大学出版社，2003：261.
② 王石川. 理顺医患纠纷需以"理"服人 [N]. 人民日报，2016-01-18.
③ 杨泉. 物理论 [M]. 清平《津馆丛书》本，1985：15.

（二）沟通情怀

1. "双赢"沟通，重在医患共情

作为现实的个人必将与他人有着各种各样的联系，而非孤立存在。伴随生产力的发展，人与人之间的普遍交往进而建立起来，世界历史性的个人代替了狭隘地域性的个人。人不但不能脱离集体、脱离社会而存在，反而必须依赖集体和社会才得以生存和发展，因为人只有在集体中才能获得全面发展的手段，进而自由地发展自己。只要与人接触，只要不是处在与世隔绝的处境，只要身处集体之中，人与人之间就缺少不了沟通，这种沟通不论是肢体还是语言，在人的社会交往和生产生活中都是必不可少的。

人脱胎于自然界，人类的祖先为了战胜种种困难和危险便联合在一起，一直延续至今形成现代社会。若轻视社会的存在而完全以个人为本位，不但造成社会的无序状态，也阻碍了自身与他人的存在与发展。同时，社会发展的价值追求"在于使每一个社会成员获得自由和全面的发展"[1]，否则若以社会为本位而牺牲个人合理的利益，不但背离社会发展的宗旨，也必将抑制和削弱社会的活力。个人既然离不开集体，那么在集体中的每个人都要与他人接触和沟通，都需要为他人服务并需要他人的服务，因此人与人之间的沟通是重要的，也是必要的。

被誉为"沟通之父"的美国著名的心理学家托马斯·戈登（Thomas Gordon）创建的"戈登方法"闻名全球。戈登发现成人常常在无意中会损害孩子的自尊、自信，并压制孩子的创造力，原因在于他们与孩子的沟通方式极不恰当。成人常常使用权利强迫孩子接受自己的观点，而且习惯性地使用"大量充满评价、判断、批评、说教、警告和命令的语言，传递着不接纳孩子本我的信息"[2]。这种不接纳的沟通方式，不仅会伤害孩子的自尊，使孩子产生内疚、防卫、不被接纳的感受，而且这种不适感将伴随孩子一生。师生之间，若教师采取此类不恰当的方式与学生沟通，也会让学生产生"防卫心理、拘谨不适、害怕谈话、恐惧、退却、不相信自己有独

① 吴忠民. 马克思恩格斯公正思想初探 [J]. 马克思主义研究，2001（04）：68-77.

② 肖佳. 你的沟通方式决定孩子的未来——每个人是否或多或少在*同学身上找到自己的影子 [N]. 中国教育报，2015-06-15.

立解决问题的能力"①。

高效的沟通方式应使用接纳性语言，即按照对方的"本我"从内心接纳他，对方就会向着好的方向发展，不但有信心能有效处理问题，而且会激发其创造力以挖掘他最大的潜力。使用接纳性语言有效的方式之一是积极聆听，这种沟通方式不但使学生感受到被尊重、被理解和被接纳，也会使学生相信自己有能力解决问题而变得更自信、自主与独立。同时，有效沟通的双赢法是替代强制力解决冲突的沟通方式，它需要教师放下权利与权威，在处理冲突问题时，师生双方均在相互尊重的平等的位置上，公平、公正地面对、解决问题，共同探讨、合力寻找双方满意的解决途径。

作为医者，要想全面、翔实地了解患者病情，要想做到关爱病人、理解病人，首先要获取患者的信任，若要取得信任，必须采用接纳式的沟通方式。对于即将步入医疗卫生行业的医科大学生而言，不仅应掌握一定的沟通方式和沟通技巧，更应积极培育自身的沟通意识和沟通情怀。医科大学生的沟通情怀会促使他们潜意识地、积极主动地与他人沟通和交流，在交流的基础上不但能获取需要的信息，而且还能与患者产生共情。这种共情的力量不但能使患者把自己真实的心理感受主动表述出来，而且能使医生真实体验患者的精神世界，拉近与患者的距离，营造一种和谐、融洽的氛围，即使在诊疗过程中出现诊断或用药偏差，也会降低医患矛盾升级的可能。

2. 主动热情，呼唤沟通情怀

近来，中国医师协会通报近三年的医患纠纷案件："9%以上源于沟通不畅或缺乏沟通。"② 医学的价值和目的在于治病救人、维护人类健康，如何治病在于尽可能地全面了解病人和病情，如何了解病人和病情在于医患间有效的沟通和交流。有效的医患沟通不仅使医生更翔实、全面、准确地了解患者及病情，而且也促进医患间情感交流和彼此的信任。患者一旦产生对医者的信任，这种强大的精神力量对患者躯体的治疗作用有时会大于

① 肖佳. 你的沟通方式决定孩子的未来——每个人是否或多或少在*同学身上找到自己的影子[N]. 中国教育报，2015-06-15.
② 田雅婷，金振娅. 人文精神是医学的核心价值——专家学者共话医学人文精神的重拾与广大[N]. 光明日报，2016-07-22.

药物对患者的治疗作用。在医学发达的今天，有效的医患沟通对患者，对医务工作者，甚至对医学将起到至关重要的作用。

美国医学家、科学院院士刘易斯·托马斯博士（Lewis Thomas）指出，有大部分不改变疾病自然进程或其最终结果的技术，被称为"非技术"。病人和医学专家对这些"非技术"评价极高，被认为是不可取代的。其中包括一种"支持疗法"，就是"在病人疑心自己得了这种或那种不治之症时，任何好医生都要花费大量时间向病人保证、解释，说他实际上很健康"①，以此帮助病人治愈一些还没有被理解的疾病。可见，医生除了能用好药、开好刀之外，重要的还要有"良好的沟通能力"②。

当然，在医学界，不乏悬壶济世、大医精诚之良医，但并不能保证每个医生都是具有科学精神和人文精神的良医。对于医护工作者来讲，习惯了每天诊疗类似的疾病，而对于患者来说，则是带着病痛的折磨来求救于白衣天使，这是完全不同的两类人群和两种心态。若医护工作者在没有共情同感的背景下，医患之间有可能产生信任危机，甚至导致医患矛盾的升级。而医科大学生所具备的沟通情怀，是一种大智慧、大觉悟，是在特定情境中带有深厚情感的、高层次的心灵沟通。这不仅体现沟通者的主动性和主体本位，更是人文关怀的一种深层次的表现形式。在医患关系中，患者在医疗过程中显得"柔弱无力"，他们不仅需要医护人员对其身体的诊疗，更亟须对自身疾病的倾听和分析，更渴望得到心灵的安抚和精神上的支持。而沟通情怀正是医护人员将患者视作朋友甚至亲属，主动、热情、无私、心甘情愿地去支持、安慰、关怀患者的一种最高境界。

（三）至善心理

1. 敬佑生命，追求终极价值

生命教育源自20世纪60年代的西方国家，是针对吸毒、性犯罪、暴力等残害生命的社会问题而提出的，目的是强调在注重知识和理性教育的前提下，更应注重德性、艺术和人文教育，通过生命教育倡导珍惜生命、

---

① 刘易斯·托马斯. 细胞生命的礼赞——一个生物学观察者的手记 [M]. 李绍明，译. 长沙：湖南科学技术出版社，1999：27.

② 科人科语 [N]. 光明日报，2015-05-22.

尊重生命，认识到生命的可贵。20世纪七八十年代，生命教育在发达国家（地区）逐渐推行开来。生命教育是一种捍卫生命尊严、体认生命意义的教育理念，是一种先教人成"人"再成"才"的教育策略，是一种恰当处理与他人、社会关系的生命态度。

人的生命只有一次，每个个体生命都是遗传父母的基因经过十月怀胎诞生的，每个生命个体在世上都是独一无二的，"你之唯一无二，使你之存在有至高无上之价值"[①]。每个个体生命的诞生不但是整个人类社会关系的产物，同时又在生产和延续着整个人类社会关系。每个人的诞生不但有赖于赋予人类生命根基的天地，更是依靠给予生命延绵的父母，不但有赖于赋予生命灵魂的先贤，更是依靠赋予生命翅膀的恩师。由此看来，一个人的生命不单单只属于个人自己，而是属于世界。"维护生命、珍惜生命是善的，毁灭生命或妨碍生命是恶的"[②]，"从善如登，从恶如崩"（《国语·周语下》），生命如此珍贵，但在人类历史上却屡次出现战争残害人类生命的事件。教育不是单纯的知识和技能的累积，而是对灵魂的教育，对人性的培育和对生命的尊重。正如泰戈尔所指出的，教育必须"向人传送生命的气息"。

每个人来到这个世上，并非自身就带有高贵于、超越于天下万物的属性。17世纪最卓越的数理科学家帕斯卡尔指出，人在自然界犹如一棵苇草，是最脆弱的，但"是一棵能思想的苇草"[③]。人是为了思考才被创造出来的，思想促进了人的伟大，维护了人的全部尊严。一个没有思想，对生活、对生命、对自然都无动于衷的人，对自身、对人类、对社会是毫无意义的，更甚者说是有危害的。

善的精神指的是一种知善、向善、为善、行善的综合体。知善是对真理和价值的认识，是对道德规范所具有的满足主体需要及客观必然性的把握；向善是一种相对稳定的条件反射形成物，是善的稳定性与正当性在人的内心的有效契合；"为善"作为一种具有稳定精神定势的意向，是发自

① 唐君毅. 人生之体验 [M]. 南宁：广西师范大学出版社，2005：52.

② 王一方. 敬畏生命——生命、医学与人文关怀的对话 [M]. 南京：江苏人民出版社，2000：12.

③ 帕斯卡尔思想录 [M]. 何兆武，译. 天津：天津人民出版社，2014：174.

人内心的道德信念和自我的有意努力；"行善"是一个具备善的趋向的个体，在一定条件下自然出现的道德行为方式。"行善"是"知善"的目的和本源，是追求"向善""为善"的价值目标，更是构建"至善心理"的最终价值追求。至善心理属于上层建筑，具有一定的稳定性，这种心理一旦被确立，就会通过人的社会实践活动，时刻地发挥着作用。培育医科大学生至善心理，不但使他们学会尊重生命、敬畏生命，而且在至善心理的引导下，遵循道德规范对他们而言是约束、是限制、是牺牲，更是奉献。同时，还使他们从内心感受到幸福和满足，并"得到自我的充分发展与自由"①。

2. 善待生命，向善施善积善

"善"是以"人为目的"，以"人为中心"的道德理念，它不仅引导人们追求道德、实现道德，而且在满足人们自我完善的同时引导人们创造美好、追求幸福。"善"不但以"人为目的"，还引导人追求美好的生活，即亚里士多德所认为的"善生活"（good life）的道德生活。人与动物的本质区别在于，人有理性、有理智，人在维持生存的基础上，还要生活，还要追求幸福的生活。正如亚里士多德所说，最高的善是善自身，而且"几乎大多数人都会同意这是幸福"②。"善"的价值不仅指引人追求美好的生活，而且引导人提高生活的质量、提升幸福的层次。人对幸福的感受不仅体现在生理层面、心理层面上，而且体现在较高层次的伦理诉求上，人在伦理层面的幸福感不但是肯定人的价值，也是肯定自我的价值。挪威音乐家布约克沃尔德教授指出，每个人与生俱来就有一种生存性、创造性力量，这种力量以"韵律、节奏和运动为表征"③，这被称作本能的缪斯。既然每个社会成员都具有这种本能的缪斯，那么通过激活其潜在的生存性和创造性力量，不仅可提升个体自身的幸福层次，也可使不同幸福层面达到和谐统一的局面。

人通过自己的行动来改变世界以满足人的需求，而"'善'被理解为

① 鲁洁，王逢贤. 德育新论 [M]. 南京：江苏教育出版社，1994：215.

② 亚里士多德·尼各马科伦理学 [M]. 苗力田，译. 北京：中国社会科学出版社，1999：5.

③ 让－罗尔·布约克沃尔德. 本能的缪斯——激活潜在的艺术灵性 [M]. 王毅等，译. 上海：上海人民出版社，1997：1.

人的实践＝要求（1）和外部现实性（2）"①。因此，"善"只有通过实践活动才能体现其自身的力量和价值。"善"的思想与意识，只有通过实践将自己的思想、意图、情感等付诸客观对象，使客观对象发生内在的、肯定的、美好的、符合主观意图的变化时，一个人才真正有了"善"的精神。对"善"的追求，不仅应强化引导者的善行理念，形成上行下效的机制，而且"善"的实践价值不仅体现在符合人的目的的主体愿望，也体现在人与人、人与社会、人与自然和谐发展的理想途径上。人的实践表明，人不能孤立地存在和发展，人来到这个世界，自我认知的途径是"以别人来反映自己的"②。一个人是否具有"善"的观念，主要通过对他人的社会实践才得以体现，他人对于这一实践在精神上和价值上的反应，才能折射出一个人的"善"的理念。离开了他人，一个人就无法完成"求善"的目的，也无法追求符合人的目的性。作为一种社会规定性，人性之善是符合社会伦理道德性的，是具备善恶价值取向和自身行为价值判断的。作为一种利己利他的伦理规范和道德准则的"善"，是人应具备的德行，否则"勇敢与野心，如果没有慈善加以挑弄，只会造成一个暴君和大盗"③。而"善"的本质体现就是对他人的"爱"，是完善跟不完善、有罪跟无罪、一般跟个体之间的纽带和媒介，爱能增强弱者、降低高者，"是上帝与人、精神与自然之真正的统一"④。对人而言，善作为一种价值和德行是对人本质力量的充分肯定，为彰显这一人性之美，培养医科大学生的"至善心理"将尤为重要。教育中的"善"指的是在教育活动过程中始终以满足人性需求、符合人的健全发展、促进人各方面的进步为主旨，通过善的引导，使学生形成人性善的发展趋向。向学生传授"善"的理念的最终价值在于增强学生富有关心的意识，培育学生学会善待人、善待社会和自然的品德，培养学生体谅人、关心人、宽容人、理解人的优秀品质。与人为善是中华优秀传统美德，是为人处世的重要法则，是构建相互理解、相互尊重、相互支

---

① 列宁. 哲学笔记 [M]. 北京：人民出版社，1960：229.

② 中共中央马克思恩格斯列宁斯大林著作编译局. 马克思恩格斯全集：第23卷 [M]. 北京：人民出版社，1972：67.

③ 休谟. 人性论 [M]. 关文运，译. 北京：商务印书馆，1980：604.

④ 费尔巴哈. 费尔巴哈哲学著作选集：下卷 [M]. 荣藤华等，译. 北京：商务印书馆，1984：67.

持的具有较强凝聚力集体的重要基础。善待他人便是善待自己，与人为善是与人合作的前提和根本要求，是"授人玫瑰，手留余香"的实际解读。要做到与他人为善，自我必须要有容人之量，要有宽容、包容的气度，不但能容人，还得有容言、容事的度量。容人，要做到不论男女老幼、地位尊卑，都要平等、礼貌待之；容言，要本着"兼听则明，偏信则暗"的原则，虚心听取他人的意见与建议；容事，要坚持不因事小而轻视，不因事苦而放弃，不因事难而退缩的原则，认真、踏实、勤恳地做好每件事。[1]尤其针对医科大学生而言，从事的是救人性命、维护人类健康的事业，没有悲天悯人的情怀、善良的心肠，则不可以为医。人有善良之心，才会行善事，医护人员有至善之心，才会敬畏每一个生命，善待每一位患者，全身心投入每一台手术，坚守病人利益高于一切的职业服务理念，呵护全人类的健康。

（四）慎独精神

1. 独居自律，恪守职业良知

"慎独"是儒家的重要思想和自我修养的重要手段，是具有民族特色的一种自我修身的至高境界，讲究个人道德的修养和个人品行的操守，是衡量人们是否牢固地保持自我的道德本性和本心，以及在自我修身中所能达到不同程度的标尺。"慎独"是一种高尚的道德境界，因为在无人监督、无人知晓的情况下，不说有悖道德的话、不做有悖道德的事，更能体现一个人的品德高低，更能彰显一个人的道德品质。早在《荀子·不苟》中就提道："君子至德，……以慎其独者也。"马王堆出土儒家古佚书也有"君子慎其独也"一说，《淮南子·缪称训》也出现"慎独"一词，"夫察所夜行，周公惭乎景，故君子慎其独也"[2]。在《礼记·中庸》中提出，君子高尚的道德会时刻驾驭着人的本性，君子对那些看不到、听不到的地方会小心谨慎，因而"君子戒慎乎其所不睹，恐惧乎其所不闻……故君子慎其独也"。这说明，"慎独"是指人们独自居处时，道义将时刻伴随主体之身，自身将成为外来视野的主人并用内省的视野以律己。除了在《礼记·礼器》中提及"慎

---

[1]　陈晓阳. 做一个善于合作的人 [N]. 光明日报，2015-07-29.

[2]　梁涛，斯云龙. 出土文献与君子慎独——慎独问题讨论集 [M]. 桂林：漓江出版社，2012：11-12.

独"外，在《大学》中也进一步指出，有道德的人要意念真诚切勿自欺欺人，对那些没有道德修养的人来说，在独处的时候可能会干出许多坏事，而一旦碰到有修养的人就会掩盖自己的所作所为，装出行善积德的样子显示自己的美德，"此谓诚于中，形于外。故君子必慎其独也"。①

《淮南子·说山训》有云："兰生幽谷，不为莫服而不芳；舟在江海，不为莫乘而不浮；君子行义，不为莫知而止休。"一个人在无人监督、独立工作时，面对诱惑可能会做出违背道德和良心的事情，而作为自我修身的"慎独"，一种除自我存在外、排除他者的情况下所采取的态度，就是阻挡突破道德底线的任何实践活动，就是在面对外部诱惑能保持"以心治身"的道德自觉。"独"是指一个人的"独处""独居"，而"慎独"犹如郑玄对《中庸》"故君子慎其独也"注曰"慎独者，慎其闲居之所为"，就是一个人在独居、独处时要谨言慎行，人们在独处之时仍能保持道德的操守，独善其身。②"独"被孟子认为是大丈夫的一种存在方式，"天下之本在国，国之本在家，家之本在身"（《孟子·离娄上》）。可见，在国、家、身诸因素中，起到根本和基础作用的是自身，进一步讲是每一个个体内在的良心。每一个能独善其身的个体组成优良的家庭，每一个优秀的家庭就会组成一个进步的社会，和谐、繁荣的社会是国家前进的基础，而优秀的民族和先进文明的国家就会使天下太平。

人的修养对自身的道德建设尤为重要，孟子认为不论人在顺境或逆境中都应该"穷则独善其身，达则兼济天下"（《孟子·尽心上》），做人做事应光明磊落、问心无愧、坦坦荡荡。人的内心欺骗不了自己，只有修身养性提高自身素养和道德品行，在内心形成坚定的意志和信念，才能通过这一崇高的道义在独处无人监管之下正确面对各种诱惑，达到不欺骗自己内心良知的慎独境界。医学是关注人的生命和健康的学问，医护工作者肩负着除人类之病痛、护人类之健康的光荣使命，医学的特殊性和医疗卫生工作的独特性，都使得医护人员须具有更高的职业道德和操守，尤其是慎独精神。培育医科大学生的慎独精神，不仅使他们认识到求学之路艰苦、

① 梁涛，斯云龙. 出土文献与君子慎独——慎独问题讨论集 [M]. 桂林：漓江出版社，2012：12-13.
② 梁涛，斯云龙. 出土文献与君子慎独——慎独问题讨论集 [M]. 桂林：漓江出版社，2012：36.

漫长，应耐得住寂寞和孤独，才能潜心做研究、做学问，同时，也让他们在以后的工作中应坚守"独善其身"，守护住职业道德底线，固守好职业良知，才能做到"仰不愧于天，俯不怍于人"（《孟子·尽心上》）。

2. 省察克治，救死扶伤尽天职

"慎独，独居自律，谓之大德"①。人在独居时，不但社会监管机制的功能会弱化，个体道德操守也会退化，此时个体的自律很大程度上将依赖自身的道德素养，只有坚守道德底线，抵制不良风气，才能保持慎独状态。向上向善之人把"独"作为一种最真实的自我修炼，是将党纪国法、道德规范和公理良心入脑、入心，付诸行动的好时机，更"看作是自我拷问、自我充电、自我砥砺、自我完善的绝佳机会"②。要想做到"慎独"首先要靠自己的努力，通过"为仁由己"，能不断"内省""自律"，最后身心"力行"才能做到真正的"慎独"。

第一，"慎独"境界的第一个重要方面就是要有"内省"之心。所谓"内省"就是人们省视自己的内心，省察自身的思想、言行，通过自我评价调整不足之处，使自身不断发展和完善的一种自我反省的心理和精神。孔子曾说应见贤思齐，若做不到就要反问自己，曾子每日三省自身，孟子对"内省"的理解就是要求人们要"存心"，要"求放心"。宋明理学家在继承孔孟"内省"道德修养的基础上，进一步指出自身修养应经常"唤醒本心""收敛此心"，目的是使人的思想和精神"不昏昧""不放纵"。程颐的"诚敬""致和""集义"及王阳明的"致良知"，都是儒家引导人们追求高尚道德修养的途径。明代思想家、哲学家、文学家王阳明不但认为"良知"是道德意识，是人的最高本体，而且还认为应通过"省察克治"来达到"内省"和"克己"，遵照圣贤的道德理念对内心清查出来的私欲，加以批判和清除。这样，人们才能不断地提升自身的道德修养，通过内在思想品德的提升促进外在的行为修养。

第二，修身自律一直是儒家在加强个人修养中极力倡导的，儒家修德养性的"三纲八目"不但明确了个人道德修养的目的，还规范了提升个人道德品质的八个阶段。儒家认为，先格物，再致知，后诚意，再正心、修身，

---

① 李明. 引导网民慎识慎思慎言慎独 [N]. 光明日报，2015-04-21.

② 肖凌之. 君子慎独 [N]. 光明日报，2016-11-07.

才能齐家、治国、平天下，其中"自律"穿插在修身的八个阶段，引导人们以达到"至善"的崇高境界。"自律"与"和谐"是一个有序的心灵自觉的用理性意志约束本能冲动的、区别于动物的显著特征，人之所以不同于动物随其本能过活的原因在于人是按照理性原则生活的，因而一个有慎独精神的人是一个理性控制了情感和情欲的人。"人的真正的尊严，是人的始终如一的自由意志能力，即自律。"①一个人要做到自律，不仅要为自己立法，而且要将社会道德要求内化为自己的道德义务，要敬畏和自觉践行这些道德规范。因为人是大自然孕育的生物之一，因此无法摆脱自身与生带来的兽性，如何将这种兽性降至最低，这就要求"物制于心，肉摄于灵，形统于神，欲合于理"②的人格各要素之间的平衡，才能做到不被外界的利益、诱惑所鼓动，才能做到柏拉图所说的用理性引导激情，克制欲望，才能像弗洛伊德所说的用超我控制和监督本我、自我，才能用人的伦理与道德的生命来规范、引导生物性的生命，才能做到身心合一，达到慎独的境界。同时，人作为一切社会关系的总和，既是个体性存在又是普遍的类存在，这种存在关系对人而言具有本体论意义。因而，每个人的生命都是类的生命的一员，人的一切，尤其是实践活动都与他人的交往和关系密切相连。所以，在"利他"的过程中，通过对他人的价值肯定来展现自我存在的真实意义。

第三，"慎独"的最终归宿在躬行实践，在"力行"上。"力行"实为个人亲身体验、努力践行，不仅指对仁爱道德的亲身"践履""躬行""笃行"，而且要在人生的顺境和逆境中"事上磨炼"。德贵在力行，贵在落实到个体的实践中，贵在将自身的道德认识转化为道德行为。西汉扬雄提出"君子强学而力行"（《法言·修身》），明末清初著名的教育家颜元提出"倡实学、重习行"的教育主张，不仅促进人智育、德育发展，而且也是进行体育教育的有效途径。在德育方面，他认为个人修德必须"励躬行"；在体育方面，他强调人通过"习行"可以强身健体，活血修身，也可修正人们久坐怠惰的不良习惯。

对于医科大学生而言，尤其进入后期临床教育阶段，应时刻坚守"慎独"精神。医务人员通常工作繁忙，带教老师不可能时刻跟随学生左右，学生

① 邓晓芒. 灵之舞——中西人格的表演性 [M]. 北京：东方出版社，1995：150.

② 王东莉. 德育人文关怀论 [M]. 北京：中国社会科学出版社，2005：144.

在无人监督的自我状态下，仍能高度自觉、认真严谨地按规程办事，规范操作、一丝不苟、精益求精的精神便是"慎独"的外在表现。因为医院不但是传染源容易传播及易感人群聚集的地方，也是健康弱势群体接受诊疗的场所，任何不到位或违规的操作，不仅会引起血液、体液、污染物在医患间传播，更容易导致在患者之间传播。医疗工作是艰辛无私的，更是孤独艰险的。对危重病人、昏迷病人的抢救是否全力以赴，对每次术前刷手、术后换药、查房询问病情是否都做到认真负责，医生对患者的医嘱是否合乎规范和规程，是否开大药方从中获利，是否用高科技仪器进行不必要检查而从中牟利，所有这些只用刚性制度的管理是远远不够的，而必须依靠医生的慎独精神。

（五）敬业精神

1. 坚守执着，才近仙者可为医

马克思的"生命生产"包含两个方面，其中一个方面是指人"通过劳动而生产自己的生命"[1]，劳动是"整个人类生活的第一个基本条件"[2]，"我们在某种意义上不得不说：劳动创造了人本身"。[3] 不但如此，人们为了生活就必须解决衣、食、住等物质资料的问题，为了生存，人类要进行生产，没有生产人类就无法生存下去，就会灭亡。但人是有思想、有理性的类存在，人类不但超越了动物那种受肉体支配进行的生产，而且超越了这种支配，开始了人类独有的"真正的生产"[4]。

人的本质决定了人永远不会满足于基础的物质需要，在更高级需求的驱动下，人自身本质力量的实现将成为人终身的追求。劳动创造了我们世界上最美好的东西，没有劳动就不会有人类社会，更不会有正常的人的生活。劳动是神圣的，因为"一个人正是通过劳动来实现自我完善的……因此人

---

① 中共中央马克思恩格斯列宁斯大林著作编译局. 马克思恩格斯选集：第1卷 [M]. 北京：人民出版社，2012：160.

② 恩格斯. 自然辩证法 [M]. 北京：人民出版社，1971：149.

③ 恩格斯. 自然辩证法 [M]. 北京：人民出版社，1971：149.

④ 中共中央马克思恩格斯列宁斯大林著作编译局. 马克思恩格斯全集：第42卷 [M]. 北京：人民出版社，1979：97.

本身也就开始不再是一片丛莽，或者一片龌龊的荒漠"。①一个完善的人是为了劳动和在劳动中逐步培养起来的，一个热爱劳动、勤于劳动的人是极易在劳动中获得幸福感的人，而一个埋头于工作、不计个人得失的人是大公无私、具有敬业精神的人。

人在改造自然、征服自然的过程中，不仅展现了与自然的关系，也展现了与他人之间的关系，而这种关系"还在我们有能力对它们起决定性影响以前就已经在某种程度上开始确立了"②。人虽然离不开自然而具有自然属性，但真正决定人的本质的是人的社会属性，人只有在社会中，才能实现人与人之间的相互存在，才能获得个人全面发展的手段以发展自己，才能获得个人真正的自由，人也是"只有在社会中才能独立的动物"③。社会关系非但不是对人的独立性的消除，反而是促使人全面发展的必然条件，社会关系的丰富性会突破个人或地域对人的各种局限性，从而世界市场成了基础。这种基础是个人全面发展的可能性。④人通过劳动改变着社会关系，进而实现了人的本质力量，但这种社会关系同样对人的本质的形成起到一定的影响。人在自然界中谋取生存和发展，必然会结成一定的群体关系，每个个体在这一群体中为了生存就必然会谋求一定的生活资料，而要谋求生活资料就必然会参与到一定的职业分工体系中。在一定的职业分工体系中，每个人都从事一定的职业生产劳动，"这种生产是人的能动的类生活"⑤，并承担一定的社会职能，实现一定的社会价值，扮演一定的具有群体性、社会性的职业活动角色。个人在职业实践活动中生产什么和如何生产，规定了个人的生产方式问题，生产方式就个人而言则是活动方式，而这一生产中的活动方式则规定了个人自我实现和呈现社会面貌的方式。这种方式自然地包括了在社会职业体系中活动的个人良好的精神状态和积极的价值

① 托马斯·卡莱尔. 文明的忧思 [M]. 宁小银，译. 北京：中国档案出版社，1999：62.
② 中共中央马克思恩格斯列宁斯大林著作编译局. 马克思恩格斯全集：第 40 卷 [M]. 北京：人民出版社，1982：5.
③ 中共中央马克思恩格斯列宁斯大林著作编译局. 马克思恩格斯全集：第 46 卷（上册）[M]. 北京：人民出版社，1979：21.
④ 中共中央马克思恩格斯列宁斯大林著作编译局. 马克思恩格斯全集：第 46 卷（下册）[M]. 北京：人民出版社，1980：36.
⑤ 马克思. 1844 年经济学哲学手稿 [M]. 北京：人民出版社，2000：58.

指向，即个体与群体相统一的敬业精神。敬业，指的是"人们以虔诚的态度对待自己所从事的职业，兢兢业业地工作、刻苦钻研业务与技能、努力提高自己职业活动的产品质量与服务质量"，[①] 以此来承担一定的社会责任并实现自身人生价值的行为方式。这种敬业是人在劳动实践过程中，对自身本质的确证，而且必须在一定的社会关系中展开并为社会关系服务。敬业不仅表现出人对职业认识上升到一定高度的责任意识，是一种责任和使命，也是个人完善自身的需要，表现出最高意义上的理性自觉。在医学上更应具有高度的责任感，责任如此重大，医生下医嘱前必须十分谨慎小心，考虑周全。

2. 精益求精，临病胜于临敌

劳动是财富和幸福的源泉，是通往成功的必经之路，艰苦奋斗、甘于奉献、爱岗敬业的精神才能兴邦强国，才能让人生出彩。不论劳动形式如何变化，生产要素如何多元，劳动与知识、技术、管理如何紧密相接，辛勤劳动永远传承中华民族的本色，永远是成就梦想的不懈追求。我们应秉承辛勤劳动的优秀品质，在苦干和实干的基础上，发挥人们的聪明才智进行不断的实践和探索，通过创造性劳动推动社会的进步和发展。[②]

对人类社会活动来说，职业活动是人最普遍、最基本的活动，而且人要想发展自身的智育和体育，唯一的方法就是与劳动相结合。[③] 人在改变自然的同时，也"改变他自身的自然"。[④] 人的职业活动从本质上讲，不仅是个体实现自身生存与发展最根本的途径，而且也是社会发展的基础和文明进步的基石，不仅承担了一定的社会责任，更实现了一定的自身价值，圆了一定的自身追求。

敬业精神就是在高度认知职业价值与使命的基础上，积极主动，忠于职守，"精益求精的心理和精神状态"。[⑤] 敬业精神也是个体通过职业实践

① 唐凯麟. 培育和践行社会主义敬业观 [N]. 光明日报，2015-09-09.

② 李鸿忠. 奏响劳动托起中国梦的时代强音 [N]. 光明日报，2015-06-16.

③ 中共中央马克思恩格斯列宁斯大林著作编译局. 马克思恩格斯全集（第23卷）[M]. 北京：人民出版社，1972：546.

④ 中共中央马克思恩格斯列宁斯大林著作编译局. 马克思恩格斯全集（第23卷）[M]. 北京：人民出版社，1972：202.

⑤ 肖群忠. 敬业精神新论 [J]. 燕山大学学报（哲学社会科学版），2009（02）：28-32.

活动，以证明自身存在方式和自身本质文化的价值追求。正如马克思所讲，人在劳动中可以"在他所创造的世界中直观自身"。① 每个人要证明自身的价值存在，实现自身的价值目标，必须参与一定的社会活动，而职业实践活动就是人类生存和发展的根本前提。而这种造福社会、发展社会的，通过为他人工作达到自身完美的敬业精神，最能体现人的内涵价值和道德素养，这种让整个民族引以骄傲的"伟大精神财富"，② 会使民族充满无限希望，会使人类幸福永远延续下去。

二、红医文化融入医学院校人文精神培育的拓展内容

（一）加强相关理论研究

要让红医文化更好地融入医学院校人文精神培育中，首先有必要编写相关教材和开设必修或选修课程。对于红医文化的课程建设，现阶段已经有些进展，已有部分专著和期刊都刊登了相关的研究，但是都比较分散和碎片化，还需要对其进行整理和加工。首先，要真正把红医文化在医学院校人文精神培育中的作用发挥出来，专业的理论研究队伍是必要前提。现阶段医学院校的思想政治教育理论课程开展基本是以马克思主义学科门类的教师为主，他们普遍都缺少医学相关发展历史的背景知识，使红医文化融入医学生思想政治教育在理论研究上就受到了阻碍。医学院校可以着力于培养出一批同时具有一定的医学知识、历史知识和思想政治教育理论知识的思政教师，以过硬的专业素养准确梳理出红医文化的理论内容。其次，各级教育主管部门和学校应该对相关的研究提供一定的资金和平台的支持，由于红医文化属于较新的研究课题，还需要挖掘更多的原始资料来支撑理论研究，红色医疗卫生事业的足迹遍布全国各地，要充分挖掘红医文化的相关历史资料明显需要耗费一定的人力、财力和物力，只凭个体的能力难以完成。最后，开展全国性的理论研讨会。通过在理论研讨会上的发言分享，有助于学者专家进行研究成果的交流，对红医文化的理论研究内容查缺补

① 中共中央马克思恩格斯列宁斯大林著作编译局. 马克思恩格斯全集（第 42 卷）[M]. 北京：人民出版社，1979：97.

② ［英］塞缪尔·斯迈尔斯. 品格的力量 [M]. 刘曙光，北京：北京图书馆出版社，1999：204.

漏。所以，理论研究是一个漫长而严谨的过程，需要各方协同努力，从而为红医文化融入医学院校人文精神培育提供理论依据。

（二）收集整理历史资料

历史资料的收集整理是理论研究和宣传教育的前提和基础，对红医文化的传承和发展有着极其重要的意义。红医文化作为红色文化的一部分，也可以运用红色文化的研究方法对其进行研究，但是由于它相比一般红色文化多了"医疗卫生"这个关键词，所以对红医文化的历史资料的收集与整理还是要创造性地运用相关研究办法。红医文化的相关资料按来源渠道主要可以分为两种：一种是一手资料（即原始资料），另一种是二手资料。红医文化的一手资料是指在中国共产党领导下的医疗事业在发展过程中遗留的政策文件、手稿、遗迹遗址、人物自传等原始未经加工整理的资料，对此类资料的收集方式一般采用实地走访、人物访谈、查阅史料，等等。一手资料对于红医文化内容的发展起着至关重要的作用，它能为红医文化的内容增加说服力。但是，一手资料往往珍贵且获得难度较大。红医文化的相关资料的另一部分是二手资料，二手资料是指对现有的文献、专著、报纸、新闻报道等资料进行大量的收集和阅览，提取红医文化相关的可采用内容，再对其进行整理和总结，最终能够形成符合医学院校人文精神培育现状和要求的红医文化的内容。事实上，在对红医文化的历史资料的筛选和收集的过程中二手资料所占的比例通常很大，二手资料是已有研究资料的收集整理，同时也由于有些一手资料因为各种原因难以接触到，二手资料的价值在此时就会得到充分的发挥。因此，研究者需要具备较高对红医文化的二手资料的甄别能力和对有效信息的梳理能力，梳理资料的时候可以立足于不同的角度、根据不同的时间线、参考典型人物的传记等，以这样的思维方式做到即使针对同样的资料，但从不同的视角也能够开发出新的研究价值。

（三）讲好榜样人物故事

榜样人物的宣讲是思想政治教育的重要内容，教育主体在进行教育实践的过程中如果做到灵活运用榜样人物故事穿插其中，有利于增强课堂的趣味性和真实性，更能有效引发学生的共鸣。在红色医疗卫生事业发展的过程中，出现了众多典型的榜样人物，他们其中有一些是无名英雄，还有一些被记录在各种专著和文献中，比如，伟大的国际主义战士白求恩医生的精神，长征中长汀籍军医，中华人民共和国开国将军傅连暲、涂通今、叶青山救死扶伤的感人事迹，抗战时期边区模范医生阮雪华、白浪两位女医生贯彻共产党员带头示范作用的故事、新时代抗疫先进事迹等。虽然一部分代表性红色医疗卫生榜样人物的事迹被记录下来，但是都比较碎片化和故事化。想要在医学院校人文教育课堂上讲好红医文化的榜样人物事迹，必须要从以下方法和途径筛选和整理符合标准的人物和人物事迹：第一，筛选人物需要基层人物与领导人物相结合，因为对领导层面人物事迹的讲述能够传递国家层面对医疗卫生事业的发展思想，从宏观角度对当时红色医疗卫生精神进行了解。同时，对基层人物事迹的讲述有助于让医学生把自己同榜样人物置于同一纵坐标，与榜样人物产生共鸣。第二，增加改革开放后和新时代的例子和本土、本校的优秀代表。以新冠抗疫期间杰出医务工作者的事迹为例，这样的人物和故事具有时代感，能够更贴近医学生们当下的生活，更容易让医学生们产生共鸣。第三，整理榜样人物事迹要注重考究其来源与真实性。现阶段红色医疗卫生事业发展过程中的相关人物和事迹多数是靠个人记录或者口述采访，使内容的筛选更加严谨，对人物事迹的整理需要经过多方考证，并且要与相关的官方记录史料进行比对，为学生尽可能真实地展现红色卫生优良传统榜样人物。榜样人物的树立是思想政治教育的重要内容，所以要使红医文化更有效融入医学院校人文精神培育，必须要不断对榜样人物事迹的内容进行打磨，并且在教育过程中根据教育内容的需要把事迹穿插其中，更有效地发挥出红医文化对医学院校人文教育的价值。

通过加强理论研究、历史资料的整理和榜样人物故事的收集，红医文化的内容得以丰富，丰富的内容是进行人文精神培育的必要前提。红医文化理论的"完整形态"的形成是一个曲折而漫长的过程，红医文化内容的研究并不是一蹴而就的，而是需要不断地进行修正、完善和发展，才符合医学院校人文教育的内容要求。

第六章　构建红医文化融入医学院校
人文精神培育的课程体系

伴随医学教育及其改革进程，40多年来中国医学人文教育取得了多方面的成就。课程体系和教学体系的雏形已经具备，部分医学院校在课程和教学体系建设上做了很多开拓性的探索，积累了一定的经验，形成了课程与教学的基本格局。但是，我国的医学人文教育在课程和教学层面，仍然具有较大的修正和改进空间，存在多方面问题，与国际医学教育改革所确定的医学人文教育目标，与在医疗领域处处体现医学人文精神光照的社会期待，与我国推进世界一流大学和一流学科建设规划所确定的发展愿景，与为实现"健康中国"战略和"第二个百年奋斗目标"提供医疗卫生人才保障的社会需求，等等，仍然存在较大的差距。医学人文及其教育界需要正视这一现实，医学人文学科没有被纳入我国学科分类标准体系，这一领域在各医学院校的学科、课程和教学地位的现实状况都是对所存在问题的提示。现代生命科学和临床医学技术的快速发展和不断进步，给医学人文教育提供发展机遇的同时，也带来多方面的挑战，进一步改革和完善医学人文课程和教学体系，克服这一教育领域所面临的困难和改观现有状态，是医学教育和医学人文教育面临的重要任务。本章尝试提出如下构建红医文化融入医学院校人文精神培育的课程体系的构想，以期对推进我国医学人文教育的发展有所提示。

一、红医文化融入医学院校人文精神培育课程体系的目标

医学教育的目标是一个由多要素构成的目标系统，医学教育的总目标

是为社会培养合格的各类医学人才，这一目标的实现是由构成医学教育系统的各分支系统通过各自具体目标的实现而达到的。医学人文教育的目标相对总目标而言要更具体，就是通过医学人文教育和知识传输，培育医学人才的人文素养和人文精神，这一目标服从和服务于医学教育总目标，医学人文领域的教育目标是总目标系统的特定目标。而红医文化融入医学人文课程和教学体系作为医学教育和医学人文教育更具体的实践层面，同样也有自身的子目标系统，我们称之为医学人文课程体系建设目标系统。这一目标具有向上和向下的两种责任，一是为总目标和医学人文教育二级目标的实现提供支撑和发挥作用；二是课程体系建设对受教育对象的价值，这两方面相辅相成、互为依托。

课程与教学目标是多要素构成的目标系统，课程是实现教学目标的载体，教学是实现课程目标的方式和过程，在这个层面的目标系统中，可以从知识、能力和素质三方面来设定这一系统的目标及准确把握它们的关系。

（一）知识目标

向教学对象传授医学人文学科的基本知识，这是医学人文课程建设的底线目标。医学人文学科知识同样是一个知识系统，其系统性一方面体现在构成医学人文学科体系的各学科自身知识的系统性和各学科间相关知识的系统性；另一方面体现在医学人文知识与生物医学知识的系统关联性。这种知识的多重系统性是建构医学人文课程体系和教学体系的出发点，将医学人文各学科自身、各学科之间，以及与生物医学学科之间的知识，通过课程体系的建构形成一个相互关联、相对严密的逻辑框架，将医学人文各学科课程依照这个知识体系的逻辑框架进行合理设置和安排，才能建构起既有学科界限，又能打通和跨越学科间壁垒的医学人文知识体系，从而为设定课程和教学知识目标奠定基础。医学人文知识的内容十分广泛，可以分为几个类型的知识。

1. 理论知识

医学人文学科理论知识的特点之一，是各学科理论的高度相关性和通约性。哲学、人文社会科学本身就是一个庞大的知识系统，这种类型的知识是通过人类认识、研究人自身和人所构成的社会及其发展而产生，对人的认识和对社会的研究都需要透过表象形成对人、社会本质和规律的认识，而揭示本质是人的思维反映客观对象并完成从感性知觉到理性认识的复杂过程，最终的形态表现为以语言的形式对对象本质的描述和阐释，也就是所谓的理论。正因为研究对象的高度一致性，只是因为人和社会的复杂性需要分门别类地对其进行认识和研究，比如，将社会现象分为政治、经济、文化、生态等多个领域和多个层次，将对人的研究分为精神（心理、意识）、道德（伦理）、社会（各类关系）、行为等，从而形成了庞大的学科领域，但是这些学科独立形态的存在并不影响各学科理论间的密切关联和互为基础，由此构成的庞大理论系统是人类几千年来思想的结晶，人类对任何新的人文和社会现象的认识，任何相关新学科的形成都不可能脱离人类认识所建立起来的这一理论大厦。这一理论系统也是医学人文学科的思想、认识、原则和理论的来源之一，正是基于理论观察和认识现实，才有了许多学科在母体学科与医学的交缘中孕育和诞生。例如，医学哲学就是运用哲学理论、思维方式认识和审视医学的学科；而伦理学作为哲学的分支学科，与医学的交叉产生了医学伦理学，与生命科学的交叉产生了生命伦理学，与公共卫生医学的交叉产生了公共卫生伦理学，甚至与一些生物医学中独立的学科或领域交叉，产生诸如基因伦理学、神经伦理学、生物工程伦理学、疫苗伦理学等。这些医学人文学科之间，在理论上都具有广泛的通约性，就是说很多理论对这些学科认识和解决本学科的现实问题具有普遍意义。在学习医学人文理论知识的基础上，加强红医文化的理论学习。红医文化是红医理论与红医实践的持续结合和不断革新。从红医文化中提取出"政治坚定、技术优良、埋头苦干、救死扶伤"[1]的红医精神，就成为红医文化思想意旨的集中表达，因此，挖掘红医文化、学习红医文化，最系统的是红医文化理论，最具指导实践意义的还是红医文化理论，理解和学习红医文化，要从理论逻辑出发，要加强对红医文化的学术研究和深度研究，提升红医文化的学理性和专业性。因此，在医学人文学科课程和教学的知识目标设定上，要高度关注学科间理论的相通性和普遍性，从本学科问题或实践出发，从不同视角对理论知识讲授和阐释，在课程和教学层面形成一个完整的以

---

① 郭秀芝，宗继光. 传承"红医"精神 培养白衣天使 [J]. 中国卫生人才，2020（10）：17-20.

理论为基础的学理体系，并将其作为医学人文学科课程和教学的知识目标，这是一项最重要的基础性工作，可以说，如果医学人文学科的课程和教学不能达到理论知识这一目标，其他所有知识的传授都将成为无源之水、无本之木，医学生或医务工作者的医学观就不能反映发展变化的医学真实世界，对层出不穷的各类医学社会性问题就只能是感性的认识和判断。

2. 历史知识

医学人文学科的课程与教学，将历史知识设定为特定的目标十分重要。这是由医学人文各学科具有医学与各自母学科的双重属性所决定的。如果理论知识是对医学人文学科课程内容的一种理性和逻辑把握，那么对其学科形成和发展史的认知，不仅能够了解学科的来龙去脉，最重要的是能够将逻辑与历史的统一作为认识和思维方法，从丰厚的人类思想、理论的历史资源和事实中，认识和把握在医学演进过程中，人文要素如何作为医学的内在构成部分，以什么方式对人类的健康在医学与疾病的斗争中、在提高人类生命质量上发挥了不可替代的作用，以及借助生物医学的力量所体现出的独特价值。特别是能够帮助教学对象认识到，强调人文因素在医学进步中的作用，不是将其人为地强加给生物医学领域，而是一种历史赋予和历史必然。将历史知识的有效传授作为医学人文课程与教学的目标，也是因为医学史作为一门课程，本身就属于医学人文学科范畴，让医学生懂得自己所学和将来所从事的专业由来、现状和发展趋势，懂得生物医学的各学科史、人物史、学术史、社会史、疾病史，特别是文化思想史、红医文化史等，学习红医文化历史就是学习红色文化历史，要在历史中理解红医文化。与理论逻辑结合起来构成史论一体的认识方式和思维模式，对全面和系统地把握现代医学，对形成合理的科学医学观具有重要作用。

3. 思维（方式）知识

思维方式的知识形态主要是指通过课程和教学过程，教给学生认识问题、思考问题、分析问题和解决问题的方法，在哲学意义上属于方法论范畴。具体的医学人文学科也都具有自身学科特点的独特思维方式，特别是医学人文学科与生俱来的实践特征，已经在原有人文社会科学"母学科"的理论思维或形象思维的基础上发生了明显转换，呈现为交叉学科所特有的实践思维、事实判断、行为评价、规范衡量等思维特征。但是医学人文社会科学各学科的思维方式，又都与生成它的"母学科"思维方式一脉相承，尽管医学人文学科与生物医学学科同属一个医学大系统，但这又是两类所关注对象密切相关但认识方式又明显有别的学科，生物医学学科对人和生命的认识所关注的是生物的实在性及其变化规律，比如，借助观察和实验对生命现象进行纯客观的描述，获得认识对象"是或者不是""真或假"的知识，现代生命科学还能够借助信息技术和大数据等手段，不断加深对生命本质的揭示，但无论如何，改变不了其经验科学的本质及其思维方式；而医学人文学科则聚焦于医学和红色卫生医疗的历史、文化、精神、情感、心理、规范和价值世界，主要是存在于人的主观精神层面的思维判断和认识活动，对思维和认识对象不是做纯客观地描述，更多的是对对象做应当与否、有益与否、值得与否、正确与否等善或恶、好和坏、对或错的评判与估量。尽管以"应当与否"所构成的价值世界的核心诉求是人主观认知和判断的结果，但是人的选择不是无理由，而是有理由支撑，可以得到论证和辩护。只有讲清楚道理，才能够让人们选择信服某种"应当"，选择否定"不应当"。价值世界之所以能够出现和存在，最终源于其拥有支撑自身存在的充足逻辑理由。而一个人如何形成这种认识方式，养成缜密的逻辑思维习惯，需要学习和训练，其作为医学人文学科的基本功，需要纳入这一学科的知识范畴，作为知识目标之一重点讲授和训练。

4. 各学科的特定知识

医学人文学科是一个群体化的整体，理论、思维和历史等具有共性或相通性，但学科间也有一定的界限，从理论到方法、从对象到内容、从历史到逻辑、从认识到实践、从结构到框架等，都具有自身特性。虽然总体上都是研究医学人文领域的问题，但是看问题的视角和出发点不同，每个学科都有自身认识和实践定位，因而各学科都有各自的知识、方法、思维系统，以区别于其他医学人文学科的认识视角和思维方式传授独特的知识，每门学科课程和教学也需要做到上述内容。

（二）能力目标

一般意义上来说，人文社会科学的教育不存在技能传授的问题，除非将思维方法、逻辑分析（统计学本质上也属于数理逻辑方法）等作为某种技能来看待。人文学科的教育所要完成的是对教育对象的思想塑造、理性培育、精神引导、情感陶冶和文化熏陶等，但这是对医学人文学科产生之前的一般传统人文学科的既有认识和判断。医学人文诸多学科的新特点，正是在于它的实践性，因为这类学科不仅是对现代生命科学和临床医学技术中若干社会性问题的认识，而且还要实际参与对这些问题的处置，有些学科甚至会产生相应的组织机构，比如，医学伦理学学科就需要建立医学伦理审查组织，而伦理审查活动就需要建立一整套规则、程序和活动方式等，也就意味着医学伦理学学科的讲授需要在这类问题上完成技能意义上的传授和训练；另外，医学人文走进临床，参与临床决策的过程，需要将人文知识实际运用到对临床医学现实问题的处理过程中，如知情同意伦理手段在临床上的广泛运用，要求医学生在了解知情同意伦理原则的同时，也要学会按照相关伦理规则完成知情同意行为的实施，而且这一过程与临床诊疗活动密切联系在一起，在知情同意行为实施过程中，要能够将临床医学专业知识与医学伦理学规范结合起来，使伦理行为与临床医学行为一体化。

在医学人文课程和教学的目标系统中，能力目标的实现程度如何，主体的临床人文胜任力状况是评价的标准。医学人文课程和教学涉及从观念、理论、方法、思维、实践等多个层面和领域的教育，但落脚点是能否以人文智慧和技能胜任临床岗位。杜治政先生对医学人文课程和教学设定了六个方面的医学人文胜任力目标：判断诊疗实践及其他医疗实践是否安全、效优、价廉的能力；确定并评价处理诊疗实践中伦理社会法律问题是否适当的能力；医患、医际沟通的能力；适应社会、医疗体制、医疗团队合作的社会适应能力；对患者关爱和亲和的能力；对各种困难、挫折的心理承受能力。学生是否具备上述六种人文胜任力，是衡量人文医学教学成功与否的标尺。[①]在医学人文课程和教学中设置能力目标，与国际医学教育界提出的以"胜任力"为基准确定当代医学教育改革的方向和目标相吻合。医学人文学科的课程要能够给学生传输人文学科知识和技能，这是医学人文教学的起点。医学人文的实践特性决定了教学过程不单纯是让学生在观念和理论上懂得何谓人文，而在于能够在医疗实践中运用医学人文知识去处

---

① 杜治政. 医学生的培养目标与人文医学教学 [J]. 医学与哲学（A），2015（06）：2.

置实际问题、解决难题。但是要充分认识到，人文技能的传授和掌握与懂得和掌握医学人文知识一样，是课程和教学的具体目标，并不是医学人文教育的最终目的，但这是实现医学人文教育的最终目的，即医学人文精神培育的必要内容和条件，如果缺乏医学人文知识与技能的必要了解，医学人文精神的培育就是一句空话。医学人文实践是一个极为广泛的领域，临床医疗活动是医学人文技能实施最集中的场域和空间。医疗服务不同于一般的社会服务，它是一个与人的健康、疾病和生命连接在一起的多层面和多领域的复杂活动。医学人文教育在技能传授中，需要将医疗活动的这种复杂性所提出的要求纳入课程和教学视野与过程，很多不曾被作为技能的临床医疗主体行为，伴随现代医疗活动的复杂化和社会化，特别是临床人体增强技术和生命支持技术等手段的普遍采用，使传统医疗服务形式在很多方面发生了本质性的改变，临床医疗不再只是为患者提供单纯的一般照护性服务，在传统医疗活动中逐渐凸显不曾存在的主体性和社会性问题，医患关系形态发生变化，很多医疗照护的内容和方式也前所未有，生命质量和生命价值纳入临床医疗活动的考量，安乐死、脑死亡等死亡选择和标准问题进入临床医学的视线，基因技术的临床应用正在对传统治疗手段和方式发出挑战；患者及其家属法律意识和权利观念的大幅度提高，医药卫生法规的不断健全，医学伦理和生命伦理规范和制度的全方位渗透，如此等等，增加了医疗主体掌握和驾驭医学人文技能的要求，必然带来医学人文课程和教学技能传授和训练上的诉求。在此基础上，融入红医榜样人物技术技能的宣讲，增加教学的生动性。

（三）素质目标

在知识、技能和素质三方面所构成的医学人文课程和教学目标系统中，知识和技能是受教育主体形成医学人文素质的基础，素质培育才是医学人文教育的最终目标。医学人文素质是医学职业素养的核心内容，它与科学素质共同构成医学主体的综合素质。医学人文素质是医学主体对医学人文知识、理论、观念、思想、原则、规范及思维方式等医学人文要素认识、理解、思考、甄别所做出的价值选择和理性接纳。医学人文素质并不是某种单一或特定方面的素质或能力，而是一种基于对医学本质深刻认识和准确把握，将医学职业与人类命运联系在一起，把自己的职业价值追求与社会需求与期待相统一形成理性、高尚和稳定的内心职业信念和职业目标信仰。主要表现为医学主体的价值判断和选择能力、对医学目的的认知水平和践行意识、对医学人文知识掌握及转化为技能的实践能力、自身医学人文精神境界与医学实践及社会标准的吻合程度、医学职业道德素养与生命伦理评判和把控能力、政治辨别力与人道主义精神、科研诚信与创新精神、职业情感与社会沟通能力等。这种对医学人文素质的界定和描述，是医学人文课程和教学"应当"达到的理想目标。仅仅依靠课堂教育和有限的教学过程，不可能完全达到这一目标，对于医学人文教育而言，真正实现这一目标，是通过教育教学过程，为受教育对象打下良好的理论、知识、技能和思维基础，引导他们学会认识和看待现代医学及其发展，以及对医疗职业建立起正确的价值选择，在未来职业生涯中将所学理论和知识逐渐地内化为个人的信念和职业人格、道德标准，成为持续而又伴随医学发展不断调整的专业行为动机。

素质目标在课程和教学目标系统中具有教育方向的引领作用，也是选择课程内容和制订教学计划的根据，更是对授课教师在教学上的基本要求。既然素质培育是教学阶段的最高目标，知识和能力目标都要围绕素质目标进行设计、推进和展开。在医学人文教学过程中，教师一定要确立这种观念：一个人特定素质的形成，不可能一蹴而就，课程和教学在医学生医学人文素质形成中所起到的作用是栽培幼苗和促其扎根，而且这样一个园丁的角色，也只是在授课过程中扮演非常短暂的时间，而红医文化融入医学生这种人文素质的真正体现则是在未来的医疗职业生涯中，这就必然带来在院校教育阶段需要思考的种种问题，例如，究竟应当选择开设什么课程，怎样确定开设课程的核心内容，采用什么方式讲授课程，哪些方式能够让医学人文理论、知识和观念扎根于学生头脑，哪些方法能够在培育医学生的人文精神上起到根本作用，哪些医学人文学科的内容能够在院校教育阶段真正触及学生的灵魂，他们内心深处的教育机制、心理机制、思维机制到底是怎样形成和发生作用的，在课堂上所接受的信息如何在未来的职业生涯中真正被激活和发挥实在作用，如此等等，这些都是需要课程和教学围绕素质目标认识和解决的问题。换句话说，素质目标不是课堂和教学的眼前目标，而是对医学生进行医学人文学科教育长远乃至终生意义的目标，课程和教学阶段要做的工作是埋下种子，生根发芽。

哈佛大学医学院对医学生接受医学人文教育在素质目标上的要求是，通过 4 年的学习积累，能够"理解并运用医学的人性和社会性"，很显然，这是一个典型的哲学或者医学哲学命题。对医学"人性"的理解，本质上就是对医学人文性的理解。简单的解释就是要尊重生命和理解病人，设身处地地为病人着想，不只是了解病人所患疾病，而是要全面了解和掌握患者作为社会性存在"全人"的相关信息，对疾病的判断和诊治，要建立在这种医患之间互动关系的基础上，把医学的"人性"体现于日常的医疗行为和活动中，并能够将其与医术达到完美的结合，这样才能成为一个真正高素质的医生。对医学"社会性"的理解，哈佛医学院在素质目标意义上，主要是使医学生在医学人文教育中获得高度的职业认同感和责任感，这也是典型的职业伦理意义上的目标设定，而作为人文素质目标，要求医学生不仅要全面把握当下的医学，还要从全球视角认识医学，了解医学和健康问题的未来发展趋势，并能清醒认识到现代医学的本质及其与其他学科的关系。从哈佛大学医学院的目标要求来看，将医学人文课程和教学的素质目标设定在高起点上，这种高期望和高要求，能够使整个医学人文课程和教学在这种长远和根本目标的引导下，将知识目标、能力目标都纳入实现根本性目标的过程中，也能够围绕这一目标设置具体的课程和开展教学，医学人文课程和教学的"目标系统"也会由此协同发挥作用。

二、红医文化融入医学院校人文精神培育课程体系的构建对策

红医文化融入医学人文课程体系建构的前提之一，是对现有医学人文课程的类别做出合理划分的基础上融入适当的红医文化内容。只有科学地把握课程的类别，才可能在不同类别课程间建立课程的总体逻辑框架，进而按照与医学课程体系的关系（主要是医学知识的学习规律）、学生认知和思维逻辑规律、医学人文课程内容自身的逻辑结构等原则，以医学人文教育理念所确定的"以学生为中心、人文胜任力导向和知行合一"三个方面，

形成医学人文课程体系。

（一）医学人文课程类别及其划分

教育学原理认为，一般意义上，课程按照不同的划分标准，可以分为多种类型。依据课程的表现形式或影响学生的方式，可以分为隐性课程和显性课程；按课程设计、开发、管理的主体不同，课程包括国家课程、地方课程和学校课程；从课程内容的属性作为划分的标准，分为学科课程和活动课程。而在次级层面上，学科课程又可以按照课程的组织方式划分为分科课程、综合课程与核心课程；按课程实施的要求分为选修课程和必修课程，等等。

医学人文课程具备一般课程分类的所有属性，只是"国家课程"所包含的课程并不能反映医学人文课程作为一个学科体系的存在，国家有关部委只是将这一体系中极少课程明确为必修课程，原则性地提出了应当开设医学人文社会科学类课程。医学人文课程的类别划分，需要将一般意义上的课程分类更加具体化和学科化，在这一基础上，从自身所确定的课程和教学理念出发，建立符合自身层级和教学实践的分类标准。笔者主张以医学人文课程所依附的"母学科"性质作为划分标准，与医学交叉所形成的学科分为医学史学类、医学哲学类、医学法学类、医学社会学类、医学（卫生）经济学类、医学管理学（行为科学）类、医学教育学（心理学）类、医学文学类、医学综合类，等等。如医学史学类的"医学史"，医学哲学类的"医学哲学""医学伦理学""医学美学""医德修养"；医学法学类的"卫生法学"；医学社会学类的"医学社会学""社会医学"（严格来说，社会医学不属于社会学类学科，而属于公共卫生医学类学科）；医学经济学类的"卫生经济学；医学管理学类的"卫生事业管理"；医学教育学类的"医学心理学""健康教育"；医学文学类的"叙事医学"；综合类的"健康促进""全球卫生""舒缓医学""中华传统文化"等。医学人文类课程的特点之一，学科和课程名称一般会包含"医学（卫生、生命、健康等）"字样，但医学字样的前后应当与交叉的学科名称相加构成医学人文学科和课程的完整冠名。

（二）"三位一体"医学人文课程体系的理论架构

"三位一体"的医学人文课程体系有两层含义，一是"三位一体"医学人文教育理念的实践化延伸，通过这一体系的建构，将教育理念转变为可运行、可操作的实在课程系统；二是通过那些表现为"三位一体"的课程要素，形成一个借助教学过程能够实际运转的课程系统的完整框架。

医学人文课程体系基本框架的总体构想是：将"以学生为中心（'位'之一）"作为课程体系建构的原点，以三方面（医学生的人文社会科学认知水平和接受能力、生物医学专业课程的学习进度和掌握程度、医学人文课程的分类形态）的对应与有机统一为基点，以知识的有效学习为焦点，构建课程体系的第一层级。技能传授和素质培育在这一层级作为远程目标，而非直接和眼下目标，将掌握知识和确立医学人文观念作为这一层级课程在整个体系中的基本定位。将"人文胜任力导向（'位'之二）"也即OBE 理念定位在课程体系的第二层级，课程体系在这一层级的功能主要体现为两点：一是以"技能（能力）"作为核心概念对整个课程体系进行指导和规范，引导第一层级的课程从理论知识、历史知识、方法知识等转换为实践能力；二是引导和促使课程从知识向能力转换的路径和机制，通过评价"人文胜任力"状况对课程形成有效反馈，在第一层级和第三层级之间充当好桥梁作用。很显然，"知行合一（'位'之三）"是课程体系的第三层级，在整个课程体系中，围绕"知识"所形成的第一层级和围绕"能力"所形成的第二层级，在第三层级将转化为临床实践活动，知识和技能在这一层级得以应用和施展，同时这一层级设置的课程主要以实践形态纳入整个课程体系，对学生个体的院校医学教育和毕业后医学教育全过程而言，与第一、第二层级的课程形成一个从理论到实践、从知识到行为、从观念到能力的闭环。提升职业医师的医学人文素质和人文技能，是在职业生涯和社会环境中完成，主要的教育形式是职业环境熏陶和自我教育，属于继续医学教育范畴，本书有所涉及，但不属于医学人文教育体系问题的重点研究内容。

（三）医学人文课程体系的层级划分与课程结构

前述医学人文课程体系"三个层级"形态的"三位一体"架构，只是一种理论构想。这是基于40年中国医学人文学科课程开设的经验，对我国相关问题研究的理论论证和笔者思考的一种初始设计，但笔者认为，这是从中国医学人文学科教育实际出发思考的结果，主张建构这一课程体系，也是力求改善现有课程设置和教学状况缺乏有序性和规范性的尝试。当然，将理论构想真正转化为医学人文课程体系的实际构建和运行，会出现和遇到各种各样的问题和难题。因此，需要强调的问题是，"三个层级"只是一种相对划分，因为医学人文的理论与实践在课程形态上，不会是按照时间顺序清晰地划出界线，更不会绝对分割开来；再者医学人文实践也是一个可以做多角度理解的概念，并非在理论知识学习阶段就不存在某种意义上的医学人文实践，比如，医学生在学习生物医学基础知识阶段所开设的各种实验课程中就包括动物实验，而动物伦理问题就是十分敏感和重要的医学伦理和生命伦理问题，实验过程本身就属于医学人文的实践过程；再如"人体解剖学""生理学""病理学"等这些医学专业基础课的教学内容，一般都会包括这些学科的发展史内容，如果教师在讲授这些内容的时候，能够基于一种医学人文教育自觉意识，将内在于这些学科的医学人文意蕴延伸开来，就顺理成章地成为一种"课程人文"的有机内容。笔者曾对疫苗工程问题进行过粗浅的医学工程哲学思考，[①]涉及多方面的生命科学学科的发展史和医学哲学、工程哲学、学科发展史、疾病发展史等问题，对这些问题进行了深入的哲学思考，这些问题可以成为讲授和学习医学基础理论课程的医学人文资源。上述说明主要考虑有二：一是医学人文课程体系的建构是一个复杂的理论和实践问题，体系构想的合理性和科学性，需要在课程和教学实践中反复检验、调整、改革和修正；二是课程体系是一个开放的、动态的体系，新兴学科转化为课程的纳入、一些过时学科的扬弃和课程的淘汰，应该是课程体系的常态，但这并不影响课程作为一个体系的稳定存在和运转。

1. 第一层级的课程模块及核心课程

所谓课程模块，是指从学生实际和教学需要出发在特定学制周期内的课程设置及其所形成的教学内容完整系统。这一课程系统相对于整个医学

---

① 柳云，边林. 疫苗工程本体论哲学论纲——从疫苗发展史出发的思考[J]. 医学与哲学，202（14）：11-15，25.

教育课程体系的总系统而言，属于医学人文课程子系统中的阶段性"微系统"。第一层级的医学人文课程模块属于以"入门"即"走进医学"为主要特征的基础医学教育阶段，即便是完成近三年时间的生物医学基础课程学习，但学生尚未接触临床实践，所学知识主要是以健康为主题的生物医学基础知识，对以疾病为主题的知识了解，基本停留在理论和实验室阶段，相对于临床阶段的实践活动而言，医学生也只是完成了从开始"走近"医学到初步"走进"医学的临床前阶段。这一模块的课程主要包括："医学总论"和"医学史"。在这部分课程中，可以融入红医文化史。"医学总论"作为医学人文类课程，是典型的医学入门课程，也被称为"医学学""理论医学（此'理论'概念是指人文社会科学理论）""医学概论（通论、导论）"等，这是一门帮助刚走进医学院校的学生以多维度、多侧面、多层次和多角度整体和全面地认识和了解医学的课程，主要解决医学生确立怎样的医学观的问题。但是这门课程又不同于"医学哲学（医学辩证法）"。"医学哲学"不适合这一阶段开设，因为医学生在这一阶段既不懂得哲学，也不懂得医学，此时开设医学哲学课程，不符合学生的认知和思维水平。虽然"医学总论"已经有统一编写的国家级规划教材和多版本的地方教材、院校教材，但主要问题是缺乏内容的规范性，强化哪些课程内容更适合刚走进医学院校学生的认知水平和接受能力，如何引导学生确立正确的医学观念，是这门课程要首先解决的问题。"医学总论"应该成为这一阶段医学人文学科的核心课程。"医学史"作为这一模块的课程也有其合理性。这两门课程的部分内容虽然需要初入校门的医学生掌握基础医学专业知识，但是这两门课程本身应当适度解决好这一问题，这就要求授课教师应具备基本的医学专业知识。这两门课程从医学逻辑与医学历史的统一上，能够解决医学初学者对医学全方位的认识和把握的问题。有条件（师资、课时、教学安排、学生需求等）的院校，在这一阶段还可以选择开设其他医学人文课程，如"医学文化学""医学学习学""医学人文学""医学方法学""医学图书馆学（医学信息学）""医学人才学""医学教育学""医学社会思想史"等，但是这些学科大多尚不成熟，需要教师在教学过程中开展相关研究。如果能够开设这些课程，实际上是全面展开和深化"医学总论"和"医学史"课程，这两门课程中对上述几个学科的核心内容都有所涉及。

这一阶段在解决医学人文融入生物医学课程体系问题上，在与生物医学课程体系平行的层面开设系列的医学人文课程外，更需要对生命科学（医学基础）课程"内部"的纵深渗透和具体融入，让医学人文要素能真正走进生物医学学科的教材、课堂和讲授过程。一方面授课教师要真正具备源于本学科的人文意识、人文情怀和人文知识；另一方面，在学科内容设计上，要赋予那些"非科学性"的教学和课程内容与科学性内容同样的主体地位。

20世纪人类在与疾病斗争、维护自身健康所取得的多方面生物医学成就中，接种疫苗是最伟大的成就之一。有研究认为，在公共卫生医学领域，除饮用水安全问题的解决对降低人类死亡率的作用大于接种疫苗外，没有其他比接种疫苗对降低人类死亡率和促进人口增长方面贡献更大的公共卫生医学成就。疫苗接种不仅大幅度地降低了多种传染性疾病的感染率和发病率，而且为在全球范围内逐步消灭某些传染病和防治某些慢性病提供了可能。例如，1977年世界卫生组织宣告天花在全球的根除，就主要归功于英国医生爱德华·詹纳（Edward Jenner，1749—1823年）在1796年发明的"牛痘接种法"及后来法国化学家路易·巴斯德（Louis Pasteur，1822—1895年）等人的科学化改进，并在全球特定人群中持续接种了近200年。人类公共卫生医学实践证明，疫苗接种是预防传染病最经济和最有效的手段，也具备社会可及性的优势，作为卫生保健体系的构成部分，疫苗接种也能够在一定程度上体现社会在维护人口健康上的公平性。

如何在免疫学、疫苗（工程）学等相关学科中融入红医文化等医学人文的教学内容？与有关专业的教师们讨论和座谈，都一致认为，如果了解疫苗发展史、疫苗技术演进过程中所面对的种种社会问题，不仅授课内容会更加丰满，课程讲授也会更具有感染力。疫苗在人类抗击疾病、维护健康中发挥了无可替代的重要作用。疫苗从研发到生产再到人体接种，不仅过程复杂，还包含若干环节，如分析病因和病原并获得抗原、动物实验、获得审批与临床人体试验、企业与规模生产、政府与市场的分配与流通、国际组织认可与国际社会准入等，也涉及政治、经济、文化、科技、管理等多个领域。从爱德华·詹纳采用"接力接种"方式预防"天花"开启了人类疫苗接种史，到今天成为"可以与人类登月工程相媲美的最伟大的科学成就之一"，它本身经历了从经验时期到实验时期，再到现代疫苗科学时期和疫苗工程化时期几个跨越式的发展阶段，人类由此经历了"从天花之猖到疫苗之殇"的艰难历程，"殇"之说是指这一过程历经艰辛，非但没有中途夭折，恰恰相反，正是因为人类的坚忍不拔，伴随现代生命科学技术的巨大进步，推动疫苗领域进入了以系统工程形态为主要特征的划时代发展阶段，特别是以基因组学为核心的分子生物技术在生物医学工程中的广泛运用，加上诸如新型冠状病毒这类重大传染病疫情突发所带来的强劲驱动，疫苗的历史因此更多地拥有了"诗与远方"。或许没有哪个生物医学领域能像疫苗这样"史中有诗"和"因史而诗"，历史画卷所展现的是疫苗从诞生到发展成为一个复杂系统工程领域的演进过程，其诗意的蕴含是那些用人类生命描摹的生动叙事，正如历史与文学在疫苗这一科学、技术和工程领域挽起臂膀，携手同行，这一领域一定也会构成哲学认识的对象和场域，应该有许多值得从哲学、道德哲学、医学哲学、技术哲学、工程哲学、生命伦理学、工程伦理学等多学科和多视角认识与探讨的问题。

伴随现代生命科学和技术的进步与人类公共卫生事业的发展，近几十年来，国内外疫苗领域的科学研究、技术开发和工程实践不断取得重大进展，在两大类疫苗即传染病预防性疫苗和疾病治疗型疫苗的研发和应用上，都取得了前所未有的成果，因传染性疾病持续新发的旺盛需求和原有传染病、慢性病等疫苗待研发成功和创新发展的需要，推动新型疫苗的研发速度不断加快。而疫苗领域这样一种发展态势形成的基础，是因为现代疫苗学和疫苗工程学等学科为疫苗的研发、试验、检定、制备和接种等奠定了雄厚的理论和技术基础，这些学科的理论、学理、方法和科研体系不断完善和成熟，具有鲜明的学科性质、明确目标和实践指向。从学科分类意义上，疫苗学侧重疫苗的生物医学基础理论研究，疫苗工程学则属于生物医学工程学的分支学科，但伴随疫苗学学科体系的不断成熟，疫苗学与疫苗工程学之间的学科划界越发更具相对性，这一学科体系的发展方向是整体上向疫苗工程学演进，其基本理论、基本方法、技术原理、实验方法、疫苗的制备等，是对生物科学、基础医学、公共卫生医学、临床医学基本理论和方法的综合运用，作为工程领域，疫苗工程学还涉及动物实验、新药行政审批、临床人体试验、疫苗规模性生产、疫苗的供给与市场管理、疫苗分配与使用政策与法规等若干领域的问题，这些问题中有很大部分属于非生物医学工程的"社会工程"问题。因此，当我们要研究疫苗哲学问题的时候，从认识路径上或者研究逻辑上可以有两条进路，一条是基于疫苗工程学学科体系对疫苗问题进行哲学研究，拟或可以建立"疫苗工程学哲学"等学科性质上属于"科学技术哲学""工程哲学"和"医学哲学"的认识；另一条路径则是建立在疫苗工程实践基础上的哲学认识，聚焦疫苗工程及其运行不同领域和不同阶段中的各类问题开展哲学的思考。

在现代，从疫苗的研发到接种，已经成为一个多要素构成的系统工程，这一工程不仅构成要素成分复杂，要素间的结构性关系也十分复杂，正是这种复杂性，蕴含和提出了诸多方面的哲学问题，这些哲学问题具有疫苗工程自身的特性，有必要从哲学、工程哲学等学科视角对这一领域进行理性反思。进行这种研究的目的，主要在于对疫苗从研发、生产、市场、政府（制度、政策、政治）、接种及效果评价的各个环节，以及由此形成的整个疫苗工程系统，无论是从整体上，还是从构成该系统的多种要素与环节上，在其工程的生物医学特性、工程思维特性、要素间的结构性关系、工程的公共健康价值、工程的社会与政治特性、工程的生命伦理特性等多方面，建立本体论、认识论和价值论等哲学认识的逻辑框架，为这一工程领域可能存在于科学、技术与社会复杂关系链条上的空隙先行理论和逻辑上的添补、预测和提供观念性认识，为疫苗工程学和疫苗工程实践提供科学认识理念和工程创新原则、工程方法论、工程主客体（包括市场与政府）关系的认识、工程伦理及价值评价等，从而为疫苗工程真正在社会公共健康事业中发挥其独特作用提供理论解释和哲学支撑。

这些内容在相关学科的讲授中，一般是蜻蜓点水、一带而过，学科的"绪论""学科发展"等内容中会有所涉及，但在教师的教学意识中，在课程内容的结构中，在对知识的强调中，在最终的课程考核中，这些内容大都被排斥在主体内容之外。事实上，这些内容在教学过程中如果能够加以强调和重视，在整个生物医学基础课程内容的规划和设计中形成红医人文氛围，专业课教师形成"课程人文"意识和观念，对医学生的医学人文素养的培育就能成为一个教学的自然过程，医学生的医学人文观念和素养会在每门专业课的讲授中获得认同、形成习惯，就会显现出"润物细无声"

的教学效果。医学生知识的结构性变化，必然会带来医学人文观念的形成，而合理的医学观念又会引导医学生学会如何系统地认识和把握学科知识，而形成良性循环。

2. 第二层级的课程模块及核心课程

第二层级课程模块，是以"人文胜任力导向"而设置的课程微体系。纳入这一模块的课程，效果上的目标价值主要指向的是学生未来实践中的"人文胜任力"，即认识和处理由人文要素参与才能驾驭的生命科学研究和医疗实践活动中具体问题的能力。主要课程包括：教育部明确规定开设的"医学伦理学"，应当作为这一阶段的核心课程之一。需要说明的是，医学伦理学课程的内容，一般分为"总论"和"分论"两大板块。总论部分主要是基本概念、基本理论和基本原则等内容，这部分是医学伦理学这一课程的主要内容，并不属于"技能"范畴，但是对形成医学伦理"技能（处理医学伦理问题的能力）"具有重要的基础作用；而"分论"部分则主要属于关乎医学伦理"技能"的内容，临床伦理、医患关系伦理、医学科研伦理、生命和死亡伦理、动物伦理、生命科学和临床高新技术伦理，以及若干社会性医学伦理问题等，分论中的大部分内容，属于生命伦理学范畴，这门课程始终没有将二者区分开来。因此，严格来说，医学伦理学课程，属于跨第二层级和第三层级的课程设置，其中分论部分主要体现临床"人文胜任力"的医学伦理实践内容，放到基础阶段进行讲授，并不十分合理。笔者建议，我国的医学人文课程体系，需要将医学伦理学与生命伦理学分为两门课程讲授，医学伦理学设置在第二层级课程模块中，并作为核心课程。而生命伦理学应当设置在第三层级的课程模块，同样作为核心课程。笔者预测，这样的建议可能会遇到两个方面由医学人文教育惯性带来的较大阻力，即学界和医学院校难以认同这样的课程设置。

这一层级课程模块中的主要课程还应当包括，医学主要专业课程的学科史，这类课程需要与医学专业各门课程同步讲授，也可以作为"医学史"课程的延伸课程。或许有些课程内容在第一层级中已经讲授，因此这一类型的课程也属于跨第一和第二层级的课程。此外，这一阶段的课程还应该开设"医学（卫生）法学""医学社会学""医学心理学"，有条件的医学院校可以开设"医学人类学""医学方法学""医学逻辑（思维）学""健康教育学""卫生经济学""医学公共关系学""医学人口学""医学管理学""医学传播学""医学文献学"等课程。这些课程中的部分课程同样也属于新兴或目前还处在"概念化"阶段，但部分学科相对比较成熟，如"卫生经济学""医学人类学"等。其中有些课程与"人文胜任力"的关涉主要表现为拓宽医学生的视野，而其中的部分学科则直接有助于提升医学生的"人文胜任力"。第二层级模块中课程设置需要在关注对"能力（技能）"学习和训练作用的同时，格外关注对学生医学观形成的影响。第一层级通过课程引导新入学的学生树立正确的医学观，第二层级开设的这些课程要发挥巩固医学生正确医学观的作用，这就要求不同医学人文学科和不同阶段讲授的课程，任课教师要保持医学观念上的高度一致性。这一课程模块，还应当辅以医学人文相关内容的各类讲座和实践活动，这类讲座和活动应当侧重培养和提高医学生"人文胜任力"。

第一层级和第二层级的课程模块在时间上主要是院校教育的基础理论学习阶段，即临床前教育阶段。我国医学院校无论是 5 年制还是 8 年制的医学教育，也无论是由医学院校自身进行教学安排，还是由综合大学（有些医学院校与综合大学联合进行基础阶段教育）相关院系参与这一阶段，包括医学人文课程在内的通识教育（笔者不主张将医学人文课程纳入通识教育范畴，应该属于专业教育的内容），都属于医学专业教育的基础教育阶段，这个阶段的医学人文课程模块，是基于三个方面的实际所做的系统性课程选择，一是学生从完全不了解医学到通过基础理论的学习初步了解；二是生物医学专业基础课程的系统性设置及教学的阶段性；三是本校所能够开设的医学人文课程情况。课程模块本身就是一个"微体系"。将红医文化融入第二层级课程模块中，形成课程思政、课程人文的教学氛围。

3. 第三层级的课程模块及核心课程

第三层级的课程模块设置的最大特点是基于"知行合一"理念指导下的以具有医学人文实践性特点课程为主体的设置，这一层级的课程模块适合本科生临床实践教学阶段和住院医师规范化培训阶段。这类课程体现对基础教育阶段医学人文课程中所学的知识、技能的实际运用，而这种运用也会深刻地反映出学生形成的医学观念状况，这种观念能够最充分地体现他们对医学本质的认知和对医学人文在医学中价值和作用的把握程度。从目前我国医学人文学科的发展水平和医学人文教育的历史经验看，这一阶段的核心课程主要包括，"生命伦理学""叙事医学""医患关系（沟通）学"。将第二层级的核心课程医学伦理学中的生命伦理学主体内容移植到这一层级的课程模块，并作为核心课程，这与当代医学人文领域关注的焦点问题和难题大多表现为生命伦理问题有关，临床医学所面临的伦理难题也大多属于生命伦理范畴。而且医学生在第一层级和第二层级所学的基本理论、方法和所形成的医学观念，都能在这一阶段处置生命伦理问题中得到广泛的运用，医学生的人文胜任力也能得到实践检验，也是对医学人文课程教学效果的评价。与生命伦理学实际参与临床医疗实践对各种生命伦理问题进行价值判断和对医疗行为的道德评价不同，"叙事医学"作为这一阶段的核心课程之一，主要功能是引导医学生通过与患者的深度交流和反思，完成一种身临其境、设身处地的情感和心理体验，该学科的教育机制主要体现在发挥医学情境在医学人文教育中的作用，使医学职业素养教育沉浸在情感和温度中；"叙事医学"坚持的是"参与式"教学理念，在问诊、体检、病历书写等环节注入医学人文因素，通过诉说和倾听诊疗的故事，在系统和深刻反思病人或临床事件的基础上，采用书写"平行病历"等叙事方式再现病人所经历的困难和痛苦，以及与疾病抗争的过程，在与患者的共情中重新审视自身作为医者的科学责任和道德义务。"叙事医学"是从国外引入不久的学科，目前在临床教育阶段开设这门课程的医学院校十分有限，其作为医学人文学科进入课程序列也存在很多不足，比如，其作为学科所蕴含的学理在很多方面仍不明晰，情感体验的个体差异和影响因素等问题需要深入研究，课程效果也需要进行科学的评估。"医患沟通（关系）学"作为核心课程，在这个阶段独立设置，较之其作为医学伦理学构成部分的"医患关系伦理"更具学理性和实践性，教学效果也会更好。

这一层级模块的课程设置价值指向十分鲜明，就是强调课程对认识和解决临床科学研究和技术运用社会性现实问题的工具理性。医学人文学科适合在这一阶段纳入课程系列的还有"临床思维（逻辑）学""医疗决策学""医学哲学（医学辩证法）""生命哲学""死亡哲学""医学技术哲学""医学工程哲学""医学创造学""医院管理学""卫生事业管理学""医学语言学""医学未来学"等，还包括一些"关系学科"类课程，如"宗教与医学""医学与文学""医学与艺术"，等等。这些课程同样存在两大问题，一是一些学科需要一定的哲学社会科学理论功底和思维范式，专业跨度上有一定难度；二是其中有些学科不够成熟，需要进一步深入研究和建构。

医学哲学这类医学人文学科，之所以被认为在这一层级课程模块开设更合理，是因为建立在哲学层面的对具体生物医学问题或学科整体的认识，需要建立在对该学科的基本知识、基本理论、基本问题有了较为深入的把握和实践的基础上。医学生在学科学习之初，尚未认识和掌握学科的科学性内容，感性认识尚未成熟，很难建立起哲学的理性认识。仍然以免疫学、疫苗学课程的内容为例，当学生的思维能够了解和掌握该领域的历史发展、科学原理、技术研发等基本知识，真正掌握该学科的医学人文素养要求提升到了医学哲学、医学技术哲学、医学工程哲学等境界，这一层次的认识，在知识和思维上都超出了原有专业课程内容范围，是基于逻辑与历史、专业理论与社会实践、科学精神与人文精神等相统一的认识。

将红医文化融入第三课程模块中，重视实践，而红医文化精神的内化正是要融入广泛的实践中，如学习实践、职业实践、生活实践、社会实践等将红医文化精神学习与主动践行结合，将自身实践与时代实践结合。

（四）红医文化融入医学人文课程体系的有效运行及其他影响因素

医学人文课程体系的建构，并不是一个按照课程分类组建课程模块的简单过程，而是一个教育教学上的复杂系统工程。上述对医学人文课程体系的构想和描述，真正将其转化为实际教学活动和有效运行体系，涉及多而复杂的各种影响因素。受参与主体的医学人文教育观念、对医学人文学科和课程的了解程度、教学组织及其主体的重视程度、教师对课程及其体系构成的理解程度和教学水平、医学院校对国际国内医学人文教育发展的了解和反映，等等，还包括课程形态的多样性带来的对课程体系的有效补充，以及对其稳定性的扰动乃至冲击，这些都会对医学人文课程体系的运行及其效果产生正面和负面的影响。

1. "隐性课程"及其重要影响

笔者对医学人文课程体系基本结构的考量，只是"按照医学人文课程所依附的"母学科"性质与医学的交叉所形成的学科作为标准"对医学人文课程的类型做了划分，因此，上述医学人文课程体系的构想，并没有将隐形课程即院校的非正规课程或主要不在课堂上（包括临床见习、实习过程中的实践课程类型）讲授的课程包含进去。事实上，医学生医学人文素质的培养，更多是一个在实践中的自我培养过程，这一过程会受到主体所在职业生态和社会环境的强烈影响，这种影响来自正负两个方向。但是现代教育学对"隐性课程"概念的界定，是在与"显性课程"对应的意义和教育方法意义两个视角给出定义，隐性课程（也被称非官方课程、非正式课程、潜在课程）是指能够让学生无意识地获得各种经验的途径或方法，它包括教育的空间环境、教风学风营造和素质教育活动等多种途径对学生所产生的影响和由此所接受到的教育。[①]这一定义，主要从正向意义强调其作为与"显性课程"对应，且能够成为其重要补充的课程类型。在医学教育特别是临床实践教学过程中，"隐性课程"的作用十分重要，对那些在临床上从事一段时间工作的"准医生"（实习医生、住院医师），"隐性课程"能够产生医学人文教育"显性课程"无法达到的教育效果，面对一些现实的问题，其影响力度甚至超越"显性课程"。

住院医师和见习、实习的医学生很少质疑他们被要求学习的课程和知识的合法性，也极少反思他们在培训中所学知识和能力是否真正得到提升。他们一般对正规课程内容充满信任，因为这些课程是经专家设计、管理机构、专业组织、医学院校和相关机构的认可和监督，课程设计之初就提供了实践标准。正式（显性）课程一般都是医学生应掌握的规范、明确和有计划的知识体系。"显性课程"实际学习的过程，包括教学过程、教学方法评估模式、教学大纲和在教室、实验室、研讨室、床边和医院（诊所）等任何教育环境中所涉及的教学活动。非正式（或隐性）课程是"实际发生的事情"。正如 Delese Wear 提醒的那样，它由个体差异性、随机性的教学活动形式呈现，这些活动可以发生于正在教学的任何人之间，如导师、住院医师、其他医疗保健专业人员和受训人员。"显性课程"呈现了教师

---

① 姜德君. 教育学原理 [M]. 北京：清华大学出版社，2016：183.

认为受训者应该在知识、技能、价值观和态度方面所获得的相关内容。[①]"医学院之间更重要的差异不是与教授的内容有关，而是与无形的因素有关。例如，教师的热情和教学能力、学生和院务人员的积极性和才能、创造性工作的机会以及渗透到整个机构中的文化传统和抱负。"[②] 再比如，临床带教老师的言行和榜样的力量、医院或科室风气及临床习惯性处理问题方式、医学人文类的相关活动和讲座、临床或社会重大医学和公共卫生事件的处置过程与结果、周围人群的职业心理和职业精神状态、科室人际关系、职业规范与制度建立和执行情况，等等。因此，国内外有些医学院校"采取一种象征性举措作为专业精神教育的起点。诸如白大衣授予仪式、荣誉集体等各种仪式和活动，表彰人们在卓越服务、领导力、教学和科研等领域对医学专业所做的贡献。另一类象征性却高度实用的措施也向学生传递关于行业价值观的重要信息，其中包括让学生加入教育、课程、质量改善和医学中心等委员会，以及鼓励学生参加当地、地区或全国性专业组织。"[③] 这些在医院和科室环境中有意无意接受正式课程中并未包含甚至不同的知识、行为、规范、价值或态度，都以"隐性课程"的形态和性质发生作用，以医学生的自我体验为根本途径，以潜在性和非预期性为主要特征。"隐性课程"中包含诸多方面的经验性和常识性内容，这些内容往往很难被纳入正式课程内容中，有些观念和认识似乎只可意会，难以言传，这些职业内隐"知识"很难通过正常的教与学完成有效的信息传递，但是学生又可以在职业活动中潜移默化地学到并自觉地转化为个人行为。

"隐性课程"在医学人文教育中最需要关注的问题是"隐性课程"被一种消极的形式去演绎，正是这种消极作用导致医学生、实习医生或者住院医师产生与临床实践不相协调的态度和行为。例如，美国哈佛大学医学院非常重视住院医师培训阶段"隐性课程"的影响，在医学生、住院医师、本院医生和管理者之间信息流传递的非正式课程教育效果不亚于那些正式

① WEAR D,SKILLICORN J.Hidden in plain sight:The formal,informal,and hidden curricula of a psychiatry clerkship[J].Academic Medicine,2009（04）:451.

② LUDMERER K M. Time to Heal：American Medical Education from the Turn of the Century to the Era of Managed Care[M].New York:Oxford University Press,1999:198.

③ MOLLY COOKE, DAVID M.IRBY, BRIDGET C.O'BRIEN. 医生的培养：医学院校教育与住院医师培训的改革倡议 [M]. 张抒扬，潘慧，译. 北京：中国协和医科大学出版社，2021：112.

课程。绝大多数医学生在进入临床后感觉他们的道德价值标准有了很多改变，甚至被"腐蚀"。通过对住院医师"重要事件报告"的分析，显示出了其人文素质的明显退步。在住院医师培训的起始阶段，他们显示出了和医学生一样的理想化，随着培训的进展许多住院医师显示出了倦怠和失望，压力激增、疲惫不堪而又非常无助。经常面临无法减轻病人痛苦、同情心渐失、团组压力、上级医生的冷嘲热讽及道德敏感性的沦丧，都是住院医师倦怠的原因。直到培训的最后几个月住院医师们的灰色心理似乎有所恢复。他们和患者的关系和解，专业价值被重新发现。在医学生入职的最后阶段提供了对未来的希望。住院医师们将会进入一个更加平和、成熟的从业生活。[①]这种在"隐性课程"极端影响下产生的负面现象，同样需要医学人文学科教育提供至关重要的框架，促进实现具有复杂性的医学教育目标发挥作用，例如，对平衡同情心下降、识别和理解隐藏课程中传递的混合信息、提供与教育对象所处阶段相适应的经验积累和经验反思的机会，为医学生、住院医师乃至职业医师创造和提供一个适于医学实践活动的良好人文生态和职业环境，便于他们发表个人见解，使之在教育和培训的过程中将个人经验内化为适当的价值观和行为。医学人文学科教育通常比住院医师在团队中或从上级教职员工身上学习的效果更好。为此，在医学人文课程体系建构中，无论是否将非正式的"隐性课程"纳入课程体系，对课程教学效果的最终考量，都应该重视这种课程类型在培养受教育主体的医学人文知识、能力和素养方面不可替代的作用，特别是这种课程对正式"显性课程"教学效果可能产生的巨大反作用力。要充分地认识到，医学人文素养的培育是一个复杂的教育过程，其中课程体系的作用虽然重要但不具有决定性。医学职业认同始于长期的经验积累和对经验的反思，医学人文教育的主要目的，就是持续不断地通过以课程为主的各种方式对受教育主体进行系统性引导和影响，不仅培养他们形成正确的医学观，而且提高他们坚持这种观念的理性立场、判断力、价值选择能力等，从而在从业后一个时期逐渐形成属于自己内心世界的职业精神信念，为成为具备卓越胜任力的医学专业人员奠定基础。

---

2. 医学人文课程体系普遍性与专业适应性

本章对医学人文课程的分类及其体系建构，是以医学院校临床医学专业教育对象为主的设计。事实上，临床医学专业只是医学教育的一部分主体对象，而医学院校是由多个医学专业领域构成的教育系统。医学人文学科教育对所有的医学专业都具有普遍意义，如公共卫生医学、护理学、口腔医学、医学影像学、眼视光学及药学等专业的学生，都有必要进行医学人文学科教育，都应该开设门类齐全的医学人文课程，而以临床医学专业为基准设计的医学人文课程体系，并不完全适用其他医药学专业的医学人文教育和教学。解决这一问题，至少需要坚持这样两方面原则，一是借鉴临床医学专业医学人文课程体系建构的基本思路和方法，从本专业的特点和实际出发，形成自身的课程模块和设置核心课程，临床医学课程体系中具有普遍意义的课程，应当纳入特定专业医学人文课程体系的建构。采用"普遍性课程内容＋本专业课程"的模式。比如，护理学专业的伦理学课程，应当是"医学伦理学＋护理伦理学"，而不是只单独开设"护理伦理学"。这涉及对两个学科关系的认识和理解，通常护理伦理问题是医学伦理学课程的构成部分，即便是护理伦理学科化，二者的基本理论并无差异，基本伦理观念也应一致，只是面对的临床伦理问题具有专业特性。二是在临床医学专业医学人文课程体系模板的基础上，将具有普遍意义的医学人文课程进行内容的专业化和选择性讲授。比如，"医学史"侧重护理学发展史、医患沟通强调护患沟通的特点等。在各专业的医学人文课程模块的确定上，也需要设置本专业领域特有的医学人文课程，比如，护理专业开设"跨文化护理"，精神卫生专业开设"精神卫生法""情绪心理学"等特色课程。

3. 医学人文课程体系与生物医学课程体系的融合

课程体系改革作为当代医学教育改革的主要领域，国际和国内的部分医学院校早已启动了"以知识整合为抓手的卓越医学课程新模式，推进知识组织范式由知识单元向知识系统转变"[①]的改革实践。在基础医学教学、临床实践教学和住院医师规范化培训的医学教育中，从当代生命科学和医学科学技术发展的趋势出发，改革已经持续百年的以学科或专业为导向的

---

① 彭树涛. 构建卓越医生育人体系 [J]. 中国高等教育，2021（Z1）：10.

传统课程设置模式，代之以整合式医学课程新模式。建设循环系统、神经系统等器官系统整合课程，加快基于器官系统的基础与临床整合式教学改革，实施分别以基础医学和临床医学为主的两轮双循环系统整合教学。这种医学课程体系改革方向，也应当成为医学人文课程体系建构的重要根据，各课程模块的设计和教学进度，应当与生物医学课程体系相匹配。例如，"医学总论"课程关于现代医学教育体系主题的阐释，就有必要清晰地讲授医学教育改革的背景、现状和趋势，让刚入校的医学生从医学课程演进史来全面了解这种改革的动因和价值；再如基因伦理、神经伦理等生命伦理学的前沿问题也需要与生物医学课程体系的改革密切结合，完成医学人文课程教学内容与生物医学课程内容的有机对接。医学课程体系改革的另一个重要方向，是从传统的平行性医学课程体系向梯度性医学课程体系转化。这一体系的主要特征，就是从医学生的认知规律出发，注重课程的梯度结构和内容，循序渐进地有机衔接，从而形成课程的整体性和系统性，按课程层级开展梯度式教学，并将课程梯度与医学生认识规律和思维水平为基准的接受能力统一起来。这一改革的目的是构建以人文胜任力为目标指向，以功能上互补衔接、结构上层次合理、内容上重点突出的课程模块为基本框架的医学人文课程体系，实现院校教育、毕业后教育和继续医学教育在该课程体系上的有效衔接。由此带来对医学人文课程体系建构的两点基本要求，一是与医学专业课程梯度结构相适应的医学人文课程从内容到时间节点的融合与匹配问题，尽管本书所构想的医学人文课程体系充分考虑了医学人文课程与学生认知规律、医学人文学科的"母学科"从理论到实践的认识梯度问题，以及医学人文课程自身内容上的循序渐进和各学科间的有机衔接问题，但如何与改革后的医学专业课程体系真正融合，需要两个体系必须进行深度"对话"。二是医学人文课程体系的功能之一，必须解决好与医学专业课程体系匹配中各自课程模块在开设时间节点、年级层次上的合理对应问题。这需要生物医学专业教学与医学人文教学相互协调做出具体的教学计划和课程安排。

4. 实践拓展课程在医学人文课程体系中的地位问题

归根结底，医学人文教育的最终目的是培育学生未来在医疗实践中的"人文胜任力"，而支撑这种胜任力的是主体的医学人文观念、立场和基本素养。课程对这一终极教育目的的价值，在于它能够为受教育主体形成医学人文观念和培养人文技能打下良好的基础。正如社会学家弗雷德里克·哈弗蒂（Fredric Hafferty）指出的那样，医学教育不仅仅是培训，它是一种社会化过程，对塑造学生的价值观和理想信念具有强大的影响力。[①] 医学实践课程作为个人职业身份形成的重要形式，其意义是功能强大和形成性的，这种课程设置可建构和塑造医学生以核心职业价值观为中心去思考问题、做出行动和形成职业认同。合理的课程体系能够为形成性教学提供坚实的基础。这就说明，医学人文学科教育不能仅仅停留在理论教育和观念引导层面，医学人文课程体系的建构需要充分考虑如何将实践课程纳入其中，应该说实践课程是医学人文课程形成性教学的最主要途径。

医学人文实践课程是基于专业素质培养的情境化特质所倡导的一种教育手段。在接受课堂理论传授的基础上，医学生完善其对于专业或陌生职业行为认识的途径之一，是依据自身在临床实践中观察到的客观现实及自身所能够融入的实践过程。最佳的学习环境是让学生们有幸与正面行为榜样的住院医师和指导医师一起工作；鼓励和强化学生们在专业领域的发展，或让学生们可以明确表达自己关于患者、同事、组织和专业的理念、观点和意向。而较为不利的学习环境，则让学生无法判别临床上观察到的负面行为，也没有机会与针对所发生的情况提出睿智观点的人们讨论其发现的问题。所以专业素质培养的关键在于，如果专业素质培养缺乏系统和明确的重点，几乎就无从谈起保证教学不致脱轨。[②]

值得关注的是，国内外不少医学院校尽最大可能为医学生提供模拟或实际临床环境中的各种学习机会，并且创造了基于诸如"叙事医学"这类学科所建构的医学人文实践方法，比如，撰写基于临床体检、与患者深度交流和反思意义上的"平行病历"；观察和直接参与临床活动中与伦理、法律、医患关系处理等和个人专业发展相关的社会性活动，"从中了解医生工作重点环节的目的感、任务感和自信心""利用这种承担医生角色的

① RICHARD L CRUESS, SYLVIA R CRUESS,YVONNE STEINERT.Teaching Medical Professionalism[M].New York:Cambridge University Press，2009：53.

② MOLLY COOKE, DAVID M.IRDY,BRIDGET C.O'Brien.医生的培养：医学院校教育与住院医师培训的改革倡[M]. 张抒扬，潘慧，译. 北京：中国协和医科大学出版社，2021：112.

机会，来反思所产生的情感、对患者体验的新见解，并反思改善患者体验的机会和照护的方式""或让学生参与关于最佳行为和做法的讨论，例如，'以患者为中心的理念''以患者为中心的诊疗工作'"①等等。这种深度的提前介入临床实践活动，一是会促使医学生更加深切地考虑自己未来的职业身份，这种自我观念会在他们与患者、与同行的关系及形成职业崇高感中发挥重要作用；二是随着医学生对自己未来职业角色的深刻反思，会增加他们获取更多有关医学专业领域和健康管理系统知识的动力；三是他们中间的一些人能够学习运用专业精神进入后一阶段的专业学习，因为他们力求寻求以一种科学与人文结合的批判性态度，去了解现代医学的进步和医疗保健系统的变化，并设想具体的行动方案。"医学生参加实践课程应该是一种反思性实践活动，实践课程嵌入了一个隐性期望，希望医学生和住院医师们能够发现和捕捉自我完善或解决问题的机会，也希望他们能在非常规的复杂局面中理清头绪，表现的理性而从容。"②

总之，红医文化融入医学人文课程体系的建构与红医文化的政治坚定、技术优良、救死扶伤、艰苦奋斗等内涵具有高度一致性。将红医文化资源作为医学院校人文课程教学的重要资源，通过创造性转化和创新性发展，发挥红医文化资源的内核即红医精神在新时代医学院校人文课程中的引领作用，为培养能担当民族复兴大任的新时代红医提供理论及实践支撑。

---

① MOLLY COOKE, DAVID M.IRDY,BRIDGET C.O'Brien. 医生的培养：医学院校教育与住院医师培训的改革倡议 [M] 张抒扬，潘慧，译．北京：中国协和医科大学出版社，2021：112.
② MOLLY COOKE, DAVID M.IRDY,BRIDGET C.O'BRIEN. 医生的培养：医学院校教育与住院医师培养的改革倡议 [M]．张抒扬，潘慧，译．北京：中国协和医科大学出版社，2021：53.

第七章　红医文化融入医学院校
人文精神培育的实践路径

红医精神要在思想政治教育中落地,重中之重就是要解决"怎样培养人"的问题，就是以红医精神为主线，通过学讲用贯通，知信行统一，达到思想政治教育立德树人的根本目的。

一、红医文化融入医学院校人文精神培育的基本原则

医学生人文精神培育是培养社会主义合格建设者和可靠接班人的重要内容，也是满足新时代对医学人才培养新期待的客观要求。医学生人文精神培育既有宽口径大学生人文精神的一般性，也有着眼医药医学专属的特殊性，就新时代医学生人文精神培育应遵循的基本原则主要包括以下几点。

（一）全面性原则

实现人自由而全面发展是马克思主义的核心理念。新时代意味着技术支持、环境氛围、行动方式等内容都将发生广泛而深刻的变化，新时代对医学生或医学人才提出了更高的发展要求，医学生只有在全方位、全面的素质支撑上卓建新功才能适应经济社会发展和人民群众的新期待。也就是说，在医学医药领域，医学生们结合个人的兴趣爱好或考试成绩适应性选择了自己认为所适合的学校或专业，而医学生的专业指向的确定性既要求他们在专业领域的"专""细""小""精"上有成长、有掘进和有发展，即要注重医学生专识性的技能技艺培养，也要求他们在"知""情""信""义""行"上有所建树，即要系统地审视学生的全面性成长和全面性发展。顾名思义，在医学人才培养的过程中，不能只是

一味地、片面地强调专业，而忽视或漠视非专业性培养，要知道医学生作为医学医药的承载者，向社会输出的更多的是以"医"为中心的内容，但医学生将要面临的社会是多侧面的，而不是单纯地仅仅只有医学专长领域这样一个侧面，为此要处理好部分与整体的关系，用全面的眼光、整体的眼光去审视和看待医学生综合素质问题。当然，医学生全面性的素质或能力构成，不是单纯强调医疗技术的全科性、全面性，而是要教育引导医学生在世界观、人生观、价值观、技能观、专业修为等内容合和为一的架构下锤炼和精进自身的全方位素质，不断将思想道德、专业素质、人文情怀融会贯通起来，精准对接新时代医学新使命，不断夯固自身根基，锤炼自身意志，锻铸精湛医技，从自己做起，从即刻做起，为满足广大人民群众对美好就医体验和推进民生福祉提升做出自己的努力和贡献。

（二）契合性原则

医学类高校是中国共产党领导下的社会主义性质的大学，其根本任务在于立德树人，促进医学生成长成才。扛鼎中华民族伟大复兴"中国梦"的使命是教育的重要出发点，而这与医学生自身及其附着家庭的期待是契合的，与广大人民群众期待更好的医疗条件、医疗环境和医疗服务是契合的，与中国走向世界舞台中央，建设健康中国需要医药医学的强力支撑是契合的。对医学生进行人文精神教育，归根结底是在"德智体美劳"的总体框架下展开的，其目标都在于培养"德智体美劳"全面发展的时代新人。在育人目标上，不论是医学专业教育，还是人文精神教育，其重要内容都在于教育引导和帮助广大医学生树立正确的医学观念和劳动价值观，践行热爱劳动、劳动光荣的传统美德，激励广大医学生奋发有为，勤勉学习和潜心工作，其根本问题和核心要义终归是聚焦培养社会主义合格建设者和可靠接班人，引导全社会重视健康，尊重生命、爱护生命和守卫生命。在以往的医学教育或医学生人才培养过程中，人文精神教育更多缺少系统性、科学性和有效性，更多地依靠教师或学生自身的努力去推进，而没有形成系统的、立体的、全方位的人文精神教育格局，人文精神教育和专业技能教育还没有形成一个有机的整体，不但没有契合，相反还可能是各自为政，乃至于相互冲突的。为此，在推进医学生人才培养过程中，要坚持把医学教育与人文精神培育有机结合起来，把"思政课程"和"课程思政"有效统合起来，把人文精神培育有机融入到医学学科教学和实践中，把人文精神教育推进到人才培养全过程、全链条和全维面中，通过医药医学课堂、医药医学实训、医学医药校园等实践活动在更高位阶上、更高水平上、更高质量上推动人文精神培育实效。

（三）协同性原则

医学生人才培养尤其是医学生人文精神培育是一项极为艰难、复杂且系统的工程，单纯依靠某一个主体或某一类主体很难实现育人目标。也就是说，医学生人文精神需要充分发挥党委、政府、高校、科研院所、社会组织等多方面主体的协同效力，既需要高效地组织和协调医学生的注意力、关注力，也需要配给有效的医学生人文精神教育资源，在各个主体之间架构系统的桥梁和纽带，通过协同耦合，配给政策资源、人才资源、物力资源和财力资源等内容，既能够保证医学生人文精神培育的基础性保障，也能够提升医学生人文精神培育的积极性和主动性。要知道，在医学生人文精神培育过程中，其所依托的环境是一个复杂的体系，这里既有党委、政府、高校、科研院所、医院、医学生等多维主体的支撑和保障，也有医学院校内部开展医学生人文精神培育的支持和辅助，在这些综合的复杂人文精神培育系统中，医学生受到来自多方面的影响和制约，每一个主体或影响因素对于具体的医学生所能够产生的影响和作用都是不可主观臆测的，每一个支撑维度及其所附着的资源都无法精准地估量出对医学生人文精神培育到底有什么样的作用，但不可否认的是，如果没有这些系统的支持和辅助，医学生人文精神培育是很难取得实效的。

（四）增益性原则

医学的价值在于福泽健康和守护生命安全。这也意味着，医学生人文精神培育绝不是简单的仅仅是医学生自己综合实力提升的问题，更关系到广大人民群众的福泽和生命安全。医学生人文精神培育的外部性在于对整体效应的增益，这里既包括医学生的个体性增益，也包括医学生之外的外部性增益。对于前者，就是通过人文精神教育医学生自身得到的增益性，即人文精神培育能够促使医学生在求学问药实践过程中，不断强化自身的角色感，增强社会责任意识和救死扶伤意识，不断增强个体的内在修为和休会体察体悟，使自己真正认识到职业的可贵，自觉增生内在自豪感和为人民生命健康守护的幸福感，从对他人或将要对他人的福泽和服务中感受到自己存在的意义与价值，油然而生一种自豪感、成就感和存在感；对于后者，就是因为医学生或医生等类似人员的存在，能够促使社会某一领域或某一方面，尤其是在医疗卫生技术方面使希望得到帮助的人们获得帮助和利益，即由于医学生或医学工作者真真正正地使社会某方面的公共利益达到了极大化，这就是医学生的外部增益。而无论是医学生的内在增益性，还是医学生的外在增益性，都促使和实现了社会公共利益的极大化，都由于对医学生人文精神培育而获得了令人增益的内容。

（五）渐序性原则

精神是发散的、浸染的、不断成长和壮大的。任何事物的成长和发展都需要时间的支撑或历史的跨越。与之相对应，医学生人文精神培育也要遵循文化，尤其是精神成长的逻辑，遵循医学生教育接受规律。渐序性原则就是特指在医学生人文精神培育的过程中要坚持必要的程序程式，由简单到复杂，由较少到较多，由点滴到江海的过程，是逐步深化提高、渐进发展和有序提升的过程。马克思主义认为，任何事物的发展都要经过量变和质变，在总的量变过程中有局部性的、阶段性的质变，在质变过程中有旧质在量上的收缩和新质在量上的提高。对于以学生人文精神培育而言，医学生人文精神培育是一个逐渐发展、日趋完善、不断达成、不断调适和不断完善的过程，而不能盲目求快、求速，要遵循医学生成长成才规律，要遵循文化或人文意识的接受规律，循序渐进且逐步为之，不可操之过急。要知道，医学生人文精神培育永无完结时，永远都在路上，医学生人文精神培育的步骤，既是前一步的发展和迈进，也是后一步的基础和保障，而每一个步骤都不是绝对的，都是在动态比照中存续和发展的，要坚持质量互变规律，注重和强化个别的、小范围的、小口径的医学生人文精神培育，逐渐扩大到普遍的、大范围的、宽口径的医学生人文精神培育，而医学生人文精神培育效果也应当是由一而二，由二而三，由三而万物的过程。

二、红医文化融入医学院校人文精神培育的有效路径

（一）提升红医文化融入医学院校人文精神培育的意识

1. 完善顶层设计

2016 年，中共中央、国务院发布了《"健康中国 2030"规划纲要》[①]，首次从国家层面推出了在健康领域的中长期规划。从红医文化的内容和历史内涵来看，它无疑助力国家实施健康中国事业的发展。继承和弘扬红医文化，能够为健康中国事业建设指引发展方向，提供理论指导和精神营养；同时，从思想政治教育顶层设计层面宏观把控红医文化的研究与发展，可以有力保障资金和人力的投入，引导红医文化的正确发展方向。完善红医文化融入医学院校人文精神培育的顶层设计可以从以下几方面入手：首先，各级党委要发挥领导作用，为红医文化融入医学院校人文精神培育的研究与实践把握大局，加强对辅导员和教师队伍对红色卫生优良传统的专业化建设，充分激发党员的先锋带头作用；其次，教育各部门要做好沟通协作，形成促进红医文化发展的合力，增加对红医文化研究与实践的各项投入，建立有效的激励机制；最后，学校和医院要加强医教协同，建立完善医学人才全面培养合作机制。学校还要对红医文化理论实践相关研究项目做好监督工作，严控相关课题项目研究和评审的各个过程，严格控制科研质量，建立合理健全的奖惩制度。

2. 转变教育观念

在现阶段医学高校对于医学生的培养观念中，对医学专业教育的重视程度远远大于医学人文教育。简单地说，医学院校花了大多数的精力和成本致力于培养一位技术合格的医生，而花了较小比例的资源投入在培养思想上，让其成为一位品格高尚的"好"医生。如果不是从源头转变教育观念，只是盲目地推进红医文化的研究，很难真正实现医学生思想政治教育的目的。转变教育观念需要从以下几方面入手：首先，医院应该提高医学生进入工作岗位时的医德门槛，设计多种考核医学生人文素养的渠道，其中红医文化的内容也能够作为考察的工具之一，医院的要求能够倒逼医学院校

[①] 中共中央 国务院印发《"健康中国 2030"规划纲要》_中央有关文件_中国政府网 [EBOL].（2016-10-15）[2022-06-20]. http://www.gpv.cn/zhengce/2016-10/25/content_5124174.html.

重视对医学生的思想教育，一定程度上能促进医学生思想政治教育的发展。其次，医学院校要注重医学专业教育和医学人文教育两者的平衡，把医学人文教育摆在同等重要的位置，本科阶段的医学人文教育相关科目所安排的课时较少，需要思想政治教育课程对其进行补充，所以医学院校同时也要加强对医学生思想政治教育的重视与投入。最后，医学生自身应该树立全面发展的正确观念，要充分意识到成为一名合格的医务工作者需要过硬的专业技术和高尚的思想道德品质，对于思想政治教育的知识要从被动地接受转变为主动地学习。总而言之，全面转变教育观念能够有效助力医学生思想教育的发展，从而推进红医文化融入医学院校人文精神培育理论和实践研究的进程。

3. 激发主观能动性

决定教育活动最终取得怎样的成效取决于受教育者自身对于教育内容的接受情况，从而使受教育者在教育内容和方法相同的条件下产生不同表现。所以，在红医文化融入医学院校人文精神培育的实践过程中，除了致力于优化教学内容与教学方法以外，还应该着重思考如何充分激发出医学生对于红医文化学习的主观能动性，从根源上优化医学生思想政治教育的内化效果。激发医学生学习红医文化的主观能动性可以从以下三个方面进行。

（1）要注重培养医学生的自我教育能力

通过对医学生自我教育能力的培养，让医学生通过自我教育实现自我发展，达到思想政治教育的目的。学校能够开展的红医文化的课堂教育的课时有限，更多的内容需要医学生进行自我教育和内化，真正实现红医文化的思想政治教育价值。

（2）要注重建立合理的综合激励机制

医学生的学习行为是受学习动机所支配的，合理的激励机制是综合运用正激励和反激励相结合的奖惩刺激，在物质层面和精神层面上激发医学生对红医文化的兴趣，从而更加有效主动地学习红医文化。激发医学生对红医文化学习的主观能动性，是对医学生思想政治教育的内部因素的运作规律进行探索，充分发挥积极的内因在医学生思想政治教育中的决定作用。

（3）激发医学生自身人文精神的修习修为

医学生人文精神培育效果归根结底要通过医学生自身来表现，也就是说，培育医学生人文精神就是要努力在夯实医学生人文上下功夫，主要应在以下几个方面着力进行。

第一，注重强化医学人文知识的学习。医学生人文精神培育是专业与人文互动的过程，是专业与人文互促的过程。"提高医学高等教育水平，培养新时代'有温度'的医生，要求医学生不仅熟练掌握临床专业技能，还具备敬畏生命、以人为本的职业素养。无论对于专业技能培养还是以'立德树人'为根本目的的品德塑造，人文教育都发挥着至关重要的作用。"[①]强化医学人文知识的学习，应主要从以下几方面展开。

一是强化价值性的人文知识学习。医学价值观是世界观、人生观和价值观的重要组成部分。强化医学价值观人文知识的学习，就是要教育引导广大医学生在学习、生活和工作中遵循什么、倡导什么、着力什么，反对什么、抵制什么，拥护什么为主题的教育，这里既有从正面的表述，即明确告诉医学生哪些是好的、哪些是善的、哪些是美的，也可以从反面的表述，即明确告诉医学生哪些是我们反对的、哪些是我们抵制的、哪些是我们要摒弃的，真正教育引导好广大医学生自觉践行积极的、向善向好的价值观，并通过个人事迹行动去践行和表征。要知道，"医学院的医学生是在新型医患关系中成长起来的，他们在学校学习的时候不仅要学习专业知识和技能，还要树立正确的医学价值观，为将来从事医学工作打下良好的基础。另外，在校医学生需要学习相关的人文知识，并用来开展相应的实践活动，这样才能够更好地补充自身发展过程中的知识架构，学习指导方面的人文知识，并且充分地发挥指导层面人文知识在医务工作中的作用"[②]。也就是说，价值性的人文知识能够促使医学生在学习生活中厚植坚定的理想信念、夯实意志品质和乐业的情绪情怀，使医学人文精神真正成为引领医学生健康成长的价值导向和牵动实践的指南。

① 孙颖等. 医学人文教育融入专业课程教学的实践探索——以病理学课程为例 [J]. 卫生职业教育，2021（08）：68.

② 庞景元. 基于医患关系的医学生人文知识培养探析 [J]. 中西医结合心血管病电子杂志，2020（04）：191.

二是强化工具性人文知识学习。工具性问题是关乎人文知识学习效果的重要视角，"在文化发展大繁荣的新时期，打破卫生人才之间存在着的'学科壁垒'，构筑医学教育的人文训练模式是弘扬中华民族传统文化，巩固中华文明的重要途径"①。人文知识作为表现出来的医学领域所能够应用到的调适个体或影响他人情绪情感的理论或理念，能够为医学生或医生在处理自我矛盾、自我与患者矛盾或调适社会关系过程中提供更为有效、恰当的方式方法。强化医学生工具性人文知识学习就是要教育引导医学生认真学习医学生道德行为、医学法律学、临床技巧应用与指导、医学写作、医患沟通技能等在临床实践中所面临具有极高应用型价值的即时性、迫切性、紧要性的内容。

三是强化修为性的人文知识学习。医学生修为性的人文知识强调的是体现医学生层次，尤其是审美等综合性的指标或内容。从概念上看，"医学审美是医学审美主体认识美、欣赏美、创造美的首要环节。不会审美也就谈不上应用医学知识满足患者和健康人群的审美需求"②。医学生人文精神培育，总体来说是一种关于"美"的修行修持，在医学生人文精神培育过程中，不论是普通的医学课堂，还是临床实践，关于文学、艺术等审美知识的学习是具有极为重要价值的，"它们可以帮助学生培养更好的兴趣、爱好，并且形成高尚的审美情趣，这类知识在具体运用的过程中具有较强的拓展性和调节性。而且作为有担当和有责任感的医生需要给病患提供更加优良的服务，并且有效地处理好病患矛盾关系，这就要学习更多艺术、哲学和人文知识，从而养成良好的医学人文素养"③，能够帮助医学生建立正确的医学审美观和扎实有效的提高医学审美能力，进而推进医学生健全人格和完美人格建设。

第二，注重医学语言修为的人文性。医学语言是医生与患者及其家属有效沟通的重要媒介，无论是医生的口头语言还是书面语言，都是医生与

① 邹长青，赵群，孙海涛. 医学教育之人文思考——从"工具理性主义"到医学人文的融合 [J]. 中国卫生事业管理，2013（03）：212.

② 王琳，董杨. 医学生人文修养教程 [M]. 北京：高等教育出版社，2020：118.

③ 庞景元. 基于医患关系的医学生人文知识培养探析 [J]. 中西医结合心血管病电子杂志，2020（04）：191.

患者交流的直接纽带，医生的语言适恰性直接体现着医生的修养修为，对沟通效果具有直接影响。

一是增强医学口头语言修养。口头语言是"医生和患者间良好的沟通方式，有利于医生对患者病情真正地了解，对患者的疾病做出准确的判断和诊治，有利于患者病情的好转和恢复，从而有利于和谐医患关系的构建"①。从概念上看，医学口头语言修养是"医务工作者重要的工作技能。无论是传统中医的'望、闻、问、切'，还是西医的'望、触、叩、听'，无一不包含着医患之间语言的沟通交流"②。医生的口头语言是医患在日常沟通中使用最频繁、最广泛的交流手段，既能够促使患者摆脱病理心魔，也能够导致患者埋下致病之因；既能够进行问询性、交流性、互动性的正常表达，也能够进行解释性、说明性和抚慰性的疏导，其礼节性、灵活性、应变性又能够起到意想不到的作用。注重与患者的口头语言沟通，尤其是要学习医患沟通技巧，增强自身的医学口头语言修养就是要教育引导广大医学生不断增强医务口语表达能力，让每一次交谈都能够有所指向，能够为患者促进健康、减轻痛苦和预防疾病做出贡献。

二是增强医学书面语言修养。从概念上看，医学书面语言指的是"在医疗服务过程中所有书面文书使用的语言形式。所有医用文书都是在医疗服务过程中形成的见证服务内容和过程的资料"③。就是要教育引导广大医学生在医用文书中能够客观、清楚、明白地表达，体现出专业性、准确性、及时性和规范性的特点，有利于阐明事实和客观实际。简单地说，医学生要对这些工具性人文知识深谙于心并能够灵活运用，增强个体在临床实践中的处置能力、应变能力和服务能力，既要强化医学生的专业理论修养，增强自身的观察能力、分析能力和解决问题的能力，强化专业表达和非专业表达的一致性，为增强医学书面语言修养奠定坚实的基础。与此同时，更要强化医学人文修养，深刻领会"人类对疾病的征服过程不仅仅是纯粹的生物过程、技术过程，也是处处体现着人文关怀的社会实践过程"，医学书面语言中要彰显和体现出丰富的"人文知识""人文方法"和"人文

① 夏玉琼. 医患冲突话语中患者对医生身份的解构研究 [J]. 医学与哲学，2019（06）：56.
② 王琳，董杨. 医学生人文修养教程 [M]. 北京：高等教育出版社，2020：87.
③ 王琳，董杨. 医学生人文修养教程 [M]. 北京：高等教育出版社，2020：97.

精神"①。

第三，注重强化人文精神品质的修炼。医学生人文精神的保有水平和实践能力，是未来从事医生职业的重要支撑和坚实保证。一般情况下，医学生人文精神饱满、医疗水平精湛、服务质量高超，就能够得到患者的认可；相反，如果医学生人文精神欠缺，医疗水平不高、服务质量差，就会遭到患者的反对乃至于敌视。可以说，提升医学生人文素养，能够极大增强医学生人际沟通能力和协调能力，"通过适当的卫生教育和劝说，促使患者提高对健康与疾病的认知，增强尊重医嘱、配合治疗的意识"②。教育引领学生激发和示范人文精神的保有效果，就是要引导广大医学生扎实业务知识、修行人文精神，不断厚植医生职业的使命担当。通过学校、老师的培养与带动，刻苦学习、努力修炼，把"救死扶伤"的伟大理想注解在日常的工作、学习和生活中，为经济社会发展，特别是民众健康贡献自己的价值。

尽管许多国家都在开展医学人文素养教育，但在中国特色社会主义制度下的医疗卫生事业必然不能照搬其他国家的教育经验，要探索符合中国国情与人才结构要求的医学人文素养教育模式，其中红医文化融入医学生思想政治教育的新思路无疑是对医学人文素养教育中国化创造性地探索。

（二）优化红医文化融入医学院校人文精神培育的环境

环境对医学生思想政治教育活动和医学生的思想品德的形成产生着重要影响，环境的优化是思想政治教育研究的重要内容。深入研究医学生思想政治教育环境并采取有力措施创建良好的医学生思想政治教育环境，有助于实现思想政治教育活动与各种环境因素的良性互动，增强医学生思想政治教育的时效性。③

1. 发挥学校环境的教育主导作用

学校环境是培养青少年的主体环境，具有目的性和计划性，学校的资源结构较为集中并且处于信息获取的前沿，所以这些都决定了学校环境处于青少年思想政治教育中的主导地位。学校环境对医学生思想政治教育的

① 王琳，董杨. 医学生人文修养教程 [M]. 北京：高等教育出版社，2020：103.

② 王琳，董杨. 医学生人文修养教程 [M]. 北京：高等教育出版社，2020：73.

③ 陈万柏，张耀灿. 思想政治教育学原理（第三版）[M]. 北京：高等教育出版社，2015：99.

影响分为显性影响和隐性影响，显性影响是指学校有意识开展的思想政治教育课程和活动对学生产生的思想政治教育的作用，隐性影响是指除了思想政治教育教学活动以外的课外活动及教风、学风、校风、人际关系、校园文化等对学生思想道德品质的形成产生的影响，前文已经对学校教学活动的优化进行了讨论，所以这里着重对优化学校环境的隐性影响的路径进行探讨。

要优化红医文化融入医学院校人文精神培育的学校环境，首先要以理论筑基，让红医精神走进思政课堂。对红医精神的理论认知是价值认同产生的前提和基础。因此，要立足思政课第一课堂，学习红医精神，加强红医精神理论教育。受红医精神形成年代的影响，难免造成医学生认知上的距离感，但是绝不能因为时空上的客观距离而使中华民族的革命精神瑰宝在新时代蒙尘，理论灌输是规避这一风险最直接、最有效的途径。而为提高理论灌输的效果则需要扎实推进红医精神在思想政治教育中的"三进"工作。第一，红医精神要进教材。进教材为红医精神融入思想政治教育搭建了平台，深入挖掘红医精神的历史渊源、理论来源、实践运用和时代价值，编写符合医学生特点的教材。以教材为纲，红医精神的理论教学就有本可依、有据可循，并向更加科学、更加规范的道路迈进。第二，红医精神要进课堂。课堂教学是思想政治教育的主渠道和主阵地，红医精神进课堂关键要解决"谁来讲""怎么讲"的问题。作为医学生思想政治教育的重要资源，讲解红医精神是思政课教师义不容辞的责任。思政课教师要依据思政课各门课程的特点，切实有效地融入思政课教育教学中。比如，《中国近现代史纲要》要融入红医精神的历史、发展历程及时代意义，《马克思主义基本原理概论》需融入红医精神的哲学内涵，《毛泽东思想和中国特色社会主义理论体系概论》要融入红医精神的时代价值，《思想道德修养与法律基础》要将红医精神作为德育资源以加强医学生医德医风建设，《形势与政策》要将红医精神与健康中国梦结合起来等。借此，思政课教师能帮助医学生埋下"真善美的种子"，引导医学生扣好人生"第一粒扣子"。除此之外，红医精神研究专家、具有"红医精神"特质的新时代医务工作者是讲解红医精神的重要人选。他们可以用自己的研究成果、亲身经历和感人事迹教育现当代医学生，从而启发医学生产生情感上的共鸣，实现价值上的认同。

第三，红医精神要进头脑。红医精神融入思想政治教育的直接目的就是让学生知悉红医精神是什么，为什么传承红医精神及怎样传承红医精神。通过理论学习，红医精神既要"入耳"，更要"入脑"。其次，可以大力开展以红医文化为主题的第二课堂活动，常见的活动包括开展学术报告会、辩论赛、科技竞赛、文体竞赛等，这些活动往往更能激发医学生的兴趣，让医学生能通过更加轻松有趣的方式学习、感受红医文化的魅力，由被动地接受灌输转变为主动地学习。

读背写讲，红医精神入心间。阅读是获取直接知识和间接经验的重要手段，也是重拾记忆的有效路径。阅读红医精神相关知识，能深化医学生对红医精神的理论认识、坚持为人民健康服务的政治立场、坚定成为良医的理想信念，助推内在精神外化为实际的行动。背诵是一种有效的记忆方法，便于精确又牢固地掌握知识。背诵红医精神相关知识，能形成对红医精神最牢靠的记忆。以此为基础，可以举办"红医精神"知识竞赛，激励医学生深入挖掘红医精神的历史内涵和时代意义。写作是用语言文字描写、记叙、抒情的活动，它有助于加深记忆、抒发感想、传递信息。因此，围绕红医精神开展主题征文活动，撰写心得体会，分享感悟，有利于强化对红医精神的理性认知和情感认同。讲是在读、背、写基础上传递知识、表达观点、抒发情感的更深入的方式。讲的形式多样，有自己讲、听别人讲、集体讲等，可以开展讲红医故事大赛、专家讲座、学术论坛等。讲必须在深入阅读和内化认知后进行，是认知进一步深入的表现形式。

学以致用，红医精神进实践。传承红医精神要在学以致用上下功夫，其落脚点和归宿是"用"，因此，学校应采取各种措施推动医学生在实践中自觉运用和践履红医精神，增强红医精神的渗透力。[1] 将红医精神融入专业素养提升的实践活动中，树立为人民健康服务而努力提高医疗技术的意识。将红医精神与新时代最美医生、抗疫英雄结合起来，开展面对面、屏对屏式的交流座谈，汲取榜样"敬佑生命、救死扶伤、甘于奉献、大爱无疆"的精神力量，传承榜样精神，追随榜样步伐，争做新时代红医。将红医精神融入医学生实验实训、见习实习中，完善医技、锤炼医德，让学生在实

[1] 王锋旗，万永勇，汪行舟. 红医精神立德树人的实践之路[J]. 江西教育，2018（07）：17–19.

践中感受红医精神的魅力，提升自身的道德修养，增强职业荣誉感和自我存在感，① 提高为人民健康和生命安全服务的意识。

最后，应该对学校的校园物质环境添加红医文化的元素，比如，把相关榜样人物的生平简介挂在教室，为榜样人物塑立纪念雕像，在学校博物馆开设红色医疗卫生事业发展专区，等等，优化医学院校的物质环境，从而使红医文化能够对学生进行耳濡目染的影响。

2. 运用大众传播环境的宣传作用

思想政治教育的大众传播环境是指"经由大众传播如报纸、书籍、杂志、电视、广播、电视、电影、录音、录像、网络等传播的各种信息所构成的环境"②。在信息传播越来越发达和便捷的当今社会，大众传播环境对思想政治教育的影响日渐增强，医学生通过大众传播媒体获取的信息甚至超过通过学校课堂获取的信息，所以有意识地通过大众传播平台对医学生输入红医文化的信息，对医学生思想政治教育红医文化传播环境的营造来说是一种非常有效的方式。大众传播环境按照发展阶段不同可以分为传统媒体和以网络为主导的新媒体，优化传统媒体环境主要可以通过创作文艺作品、出版书籍专著、制作电视节目等方式。当下传统媒体的形式和内容已发展得较为成熟，把红医文化的内容融入替换即可。而在现阶段网络语境之下，网络新媒体对思想政治教育的影响越来越重要。中国互联网络信息中心（简称 CNNIC）在京发布第 51 次《中国互联网络发展状况统计报告》（以下简称"《报告》"）。《报告》显示，截至 2022 年 12 月，我国网民规模达10.67 亿。③ 毋庸置疑，网络已成为大学生学习生活中重要的组成部分，可以说网络占据了大学生的衣食住行，网络媒体平台对于思想政治教育的影响越来越大，已成为意识形态教育的重要阵地。因此，把红医文化融入医学生思想政治教育中，把握网络新媒体平台必然不能忽视。医学院校可以开设宣传红医文化相关内容微博、微信或者抖音账号，通过年轻人喜欢的话语方式传播红医文化。比如，开设微信公众号、拍摄抖音短视频、微博

① 汪行舟. 四字攻略激活红医精神 [J]. 江西教育，2017（19）：52.

② 陈万柏，张耀灿. 思想政治教育学原理（第三版）[M]. 北京：高等教育出版社，2015：107.

③ CNNIC 第 51 次《中国互联网络发展状况统计报告》2023 发布、解读与白杨 SEO 思考 _ 直播 _ 用户 _ 数字 [EB/OL]. https://www. sohu. com/a/648802069_364521.

热搜推送等方式，再结合大数据算法筛选目标教育对象，在医学生广泛应用的融媒体中对医学生进行潜移默化的教育，把课外的平台也转化为红医文化的教育阵地。优化学校环境能够充分发挥其在医学生思想政治教育中的主导作用，能为红医文化的发扬与传承创造更优的客观条件。

3. 引导同辈群体环境的正向作用

同辈群体的概念是由美国学者戴维·波普诺首次提出的，指因家庭背景、年龄、兴趣爱好、活动区域等方面比较接近而形成的关系比较亲密的群体。[①] 陈万柏、张耀灿提出同辈群体具有自由性、互感性、独特性这三个特点，[②] 其中自由性是指同辈群体之间交往不具有特定的正式规则，是按照自己的意愿和方式自由地选择交往的对象。互感性是指在同辈群体之中，成员们是相互影响的，并且这种影响通常在潜移默化、不知不觉之中发生。独特性是指同辈群体之中拥有自己独特的价值标准，对成员之间会产生无形的压力，所以这就决定了同辈群体对其他成员的思想有较大的影响。所以，对于做好高校医学生的思想政治教育工作来说，同辈群体环境的优化是重要途径之一。优化医学生同辈群体环境让红医文化得以有效发挥思想政治教育的作用，可以通过以下突破口进行尝试：第一，挑选同辈群体中有权威的意见领袖对其进行红医文化内容的灌输。作为非正式组织的同辈群体，其核心人物往往是在群体活动中凭借自己个人能力获得成员的普遍认可后自然而然产生的，并且这种角色都相对稳定、不易被动摇，也较为容易影响其他的群体成员。第二，应该尝试把红医文化的内容与医学生同辈群体的"亚文化"进行有机融合。"亚文化"是指同辈群体之间创造的，受群体成员共同认可接受的独特的语言、价值标准、行为方式等。"亚文化"更能让他们觉得彰显自己的个性、表达自己的想法。比如，现在在年轻人中间最为流行的"饭圈文化"，可以把红医文化榜样人物的树立同"饭圈文化"的模式相结合，引导医学生建立正面的偶像崇拜观念，潜移默化地将红医文化进行更有效的内化。同辈群体环境对医学生思想政治教育的影响非常大，也是最复杂且难以优化的环境，需要家庭、学校、社会等多

① 戴维·波普. 社会学（上）[M]. 刘云德，王戈，译. 沈阳：辽宁人民出版社. 1987：304.

② 陈万柏，张耀灿. 思想政治教育学原理（第三版）[M]. 北京：高等教育出版社，2015：114-115.

方协作，补足医学生思想政治教育过程中的短板。

除此之外，红医文化对于医学生思想政治教育的环境也有反向促进的作用，对医学生思想政治教育的一系列环境的优化，目的是促进红医文化的教育价值的实现；同时，也能通过红医文化这个新角度为医学生思想政治教育的环境带来更多新鲜和丰富的内容。

（三）提高人文师资队伍建设，强化教师模范作用的引领

医学院校大学生人文精神培育与教师具有直接而具体的关联，教师的人文素质水平是影响医学生人文精神培育的关键环节，而教师的模范作用至关重要。

1. 提升人文学识的修为

医学院校教师的修养修为，尤其是人文精神素养对高校教师自身的锻造，对医学生人文精神培育具有直接作用。

第一，注重医学院校教师或教职员工的率先垂范作用。随着知识经济的全球化和国际竞争的日益激烈，社会对医学高等教育人才的要求越来越高、越来越多样化，因此，医学教育和医学院校教师面临着新的机遇和挑战。提高医学高等教育的质量，培养高素质的医学人才，其关键是医学院校教师的自身素质，而高素质的师资队伍是医学院校实施素质教育的基本保证。作为医学院校教师，最为重要、最为紧要的工作之一，就是要"确立以人文精神塑造为先导的全新育人理念，将医学人文精神教育贯穿于医学生大学教育的全过程"[①]。要知道，医学院教师或教职员工是社会行为的重要窗口单位，承担着传导、带动、示范社会行为的作用。从医学院校内部看，医学院教师或教职员工作为高校立德树人的主体，作为社会主义核心价值观的表征者、彰显者、示范者，具有不可替代的作用，也是不可替代的力量。传道者，要先有德、先有道，要让医学生"有道德""有信仰""有正义""有品行"，医学院校的教师或教职员工"必须讲道德、讲信念、讲诚信、讲人文""在行动中处处遵循社会主义核心价值观，讲操守、重品行，保持坚定的信念与高尚的情操，以身示范时，就必然能够影响到青年大学生，

---

① 刘永君，李宇遐，胡乃宝. 论协同推进医学院校人文精神塑造 [J]. 中国卫生事业管理，2018（12）：927.

从而更好地增强核心价值观的说服力和吸引力"[1]。强调医学院校教师的示范性、带动性，就是要重视人文知识的学习，尤其是要深谙中国优秀传统文化的精髓和人文经典，从细节处进入、从专业知识角度把医学人文知识蕴含其中，厚植人文精神内涵，提升人文精神的感悟和觉悟，用医学人文言论影响学生，用医学人文行为带动学生，用医学人文精神示范学生，切实增加与医学生交流的机会和实效，把教师的内在人文素养与医学生人文精神有机统合起来，把教师医学人文精神涵养和彰显统合起来，把医学生人文精神培育目标和培育效果统合起来。

第二，医学院校教师或教职员工，尤其是人文知识的教授者要力争成为人文精神的深厚"涵养者"。医学院校的医学生人文精神培育不能仅仅依靠医学生自身的学习、砥砺和自我成长，一方面是由于时间上的等不起，另一方面是在医学生最容易接受外部知识的情况下时间上也慢不得。这也意味着，必须在尽可能短的时间内，在特殊的医学教育境况中，让医学生人文精神培育质量或效果达到一定的水平。提高医学生人文精神培育实效，务必要充分发挥广大医学院校教师的引领和带动作用。提升医学生人文精神需要"源头活水"，即医学院校教师或教职员工，尤其是人文精神教授者的努力和奋进。在医学院校，教师或教职员工承担着全员育人的责任和使命。高等医学院校教师或教职员工承担着人文精神传导和输出的责任与社会使命。传道者要先有道，医学院校教师或教职员工，尤其是人文知识的教育者和传授者，承担着医学生人文精神培养的重要使命和责任。为此，要认认真真学习人文知识，厚植人文精神，真正把人文精神内化于心、外显于行。也就是说，高素质的人文教师队伍或医学教师队伍是提升医学生人文精神的重要保障，这要求教师既要在专业上过硬，也要在精神上叫得响、叫得住，确保医学教师或教职员工，尤其是人文精神传者们厚植"人文精神"，必须要采用灵活多样的方法，将医学人文素质教师与医学专业教师同标对待，既要吸纳那些人文素养过硬的大家、名家进入教师队伍，也要对全员在岗教职工进行人文精神培训和训练，通过专题教授、议题研讨、行动带动等多样的人文素养训练，增持广大医学教师或教职员工，特别是

① 陈志超，陈瑞丰. 社会主义核心价值观与大学生人文精神培育探究 [J]. 思想教育研究，2015（03）：50.

人文精神教师的素质素养，厚植教师的人文内涵，不断凝心聚力，为医学生人文精神培育奠定坚实的师资保障。

第三，在医学、教研、科研中挖掘和弘扬人文精神。教研和科研是医学教师的重要工作内容之一，教师教授人文知识或素养必须坚持正确的学术价值观，坚持守正创新，要抵制这一不良思想的侵蚀，就要从学术研究过程所涉及的每一个环节做起，杜绝来源于功利思想的种种不良倾向和行为，纯洁学术研究的全过程。可以说，医学教师沁润于医学教研、科研中的综合素质和综合能力，"在医学生的价值抉择、知识养成和能力培养中发挥着重要作用"①。作为医学生人文精神培育的重要主体，教师就是要执着于立德树人根本任务的现实需要，坚持以人民为中心，着眼于医学医技医情的根本要求，框定和建构自身的教研和科研方向，尽最大可能抵制和摒弃功利主义思想，始终秉持医学人文精神，坚持以医学教育教学和临床实践领域内的具体问题为导向，教育引导学生钻研学术、专研学术，带头遵守学术要求准则、遵循学术规范，本着认认真真、老老实实的态度，俯下身子、砥砺耕耘，夯固教师自身的人文素养，用高尚的人品引领学生，用扎实的学识教诲学生，用美好的言行激励学生，用优良的品行带动学生，让学生在与教师的交流沟通中感受人文精神、理解人文精神、践行人文精神，让学生通过教师的教研与科研了解教师、体会教师和学习教师。

2. 增强人文精神的情愫情怀

教师，包含医学院高校教师，都不是也不仅仅是一种职业的称谓，更应是一种学习的表征。受制于学习型社会的影响，教师要不断学习才能适应日益增长的对教育高发展的现实需要，对于医学院校教师而言，培育医学生人文精神，要求教师不断增强人文精神的情愫情怀，主动学习，把人文精神或人文知识的学习转化为教师的一种职业习惯，使之成为教师的职业素养。

第一，增强医学生人文精神教育的主体性、主动性。人文精神培育是一项功德无边的事业，不仅有利于学生形成正确的人生观、价值观、职业道德和社会责任感，而且能促进学生认识人类的文化与文明，并变为积极的参与者，既是奠定学生专业基础的保证，同时又承担着帮助学生超越所

---

① 赵婷. 浅析教师魅力在医学人文课程中的作用 [J]. 中国医学人文，2019（05）：22.

学专业的约束、开阔其视野的作用。医学院校承担着国家医学建设者和医学接班人的历史使命和国家担当，作为社会主义性质的高校教师，就是要着眼于党的需要、国家的需要、人民的需要，尤其是对健康领域的新期待，教师不是一个简单的知识分子，而是承担着国家健康命运和发展命运的支撑力量。教授医学生人文精神，最要紧的就是教师得有这种精神、这种意识。也就是说，医学院校教师在医学生人文精神培育过程中要坚持主体性、主动性。所谓的主体性就是要自觉学习人文知识，厚植人文素养，把职业责任、职业使命和职业担当与学习人文知识结合起来，力争成为一个人文知识的蓄水池；所谓的主动性，就是要在传导人文知识的过程中，教师不能在学校的要求下勉强为之，要主动地适应医学院校人文知识培育的实际情况，主动出击、主动作为、主动担当，把人文知识、人文素养物化在具体的课业教授中，物化在具体的行为行动中，成为医学生人文精神培育的先行者、奉献者、成就者。

第二，引导和辅助学校，尤其是决策者和领导者们关注医学生人文精神培育。医学院校人才培养质量的提升和高质量发展效果的呈现必须依托于体制机制创新，学校治校方式也要由过去的管理型向治理型转化，充分发挥高校党委、高校行政、高校教师等的协同治理优势，激发专家、教授、学生、员工治校的主动性、积极性，而饱含智慧与能力的教师群体就应当成为推动高校高质量发展的催化剂和推动机。高等医学院校医学生人文精神培育状况与学校决策具有直接而现实的关系，高等医学院校决策者或领导者如果重视，那么医学院校人文精神培育开展效果就好，相反，如果高等医学院校决策者或领导者对医学生人文精神培育不重视，那么效果就会大打折扣。在这其中，医学院校的教师要能够"仰望天空"，关切人文，引导和辅助医学院校的决策者和领导者把注意力投向医学生人文精神培育上，努力使决策者和领导者把医学生人文精神培育作为一种办学方向、一种办学理念、一种办学实践。要知道，医学院校决策者或领导者的关注本身就是对医学生人文精神培育的支持，这本身就是一种不可多得的力量。

第三，要自觉进行思想品德建设。社会主义大学的本质在于姓"社"，就是要为社会主义发展服务，这不仅仅是学术问题，更是政治问题。作为社会主义高校的教师，就是要自觉承担起培养社会主义合格建设者和可靠接班人的使命担当，着力为党育人、为国育才，着力为党的事业、国家的发展培养一代又一代的新人。国际形势错综复杂，人员、人才、人力的争夺从来没有停止过，思想阵地的争夺从来没有停止过。作为医学院校的大学教师，必须时刻保持"坚定的政治立场和高度的政治敏锐性"，能够系统掌握并自觉学习马克思主义理论，自觉运用马克思主义的立场、方法和原则，尤其是用习近平新时代中国特色社会主义思想去指导实践，"在教育教学活动中宣扬爱国主义精神、宣传马克思主义和毛泽东思想及习近平新时代中国特色社会主义思想，引导学生提高分辨是非的能力，理性辩证地思考问题，正确把握自己的人生方向"[①]，不断增强家国情怀和人民意识，不断增强成为社会主义合格建设者和可靠接班人的自豪感、使命感和光荣感，成为坚定推动中华民族伟大复兴中国梦建设的坚强力量。

3. 增强人文精神的行动实践

人文精神要得到彰显，教师必须注重人文精神或人文素养的表达，把教师自身的人文精神或人文素养变成可触及、可感知、可借鉴的实在之状。

第一，教师言辞要体现人文精神。人文精神本质上是主观见之于客观、客观又反衬主观的相互过程。作为个人修持，人文精神内化于己就已经足够。但作为人文精神的传导者的教师，有必要通过自身的言辞来体现和展现医学人文精神，即通过教师的言辞让对象化的人认识到、感受到和体验到人文精神的样貌或力量。也就是说，人文精神作为意识的内容，需要具体的言行来表征和体现。对于教师而言，最为主要的就是要注重自身的行动，从一言一行做起，谨小慎微，如履薄冰地做好人文精神的涵养者，在工作、学习和生活中，要严格按照高等医学院校职业要求或高校教师行为规范等具体内容，在职业道德、人文素养、综合能力等方面"自我约束""自我锤炼""自我努力""自我改进"和"自我提高"，通过自身对医生职业道德或高校教师行为规范的践行和彰显，把"高标准""严要求""做表率"作为一种内在自觉和坚定信念，在一言一行中浸染，在一笑一颦中昭示人文精神力量，时刻体现出人文性特征，进而对学生或社会产生积极的影响。

第二，教师要增强人文精神表达。高校教师作为广大学生的引路人和

① 李有桂，等. "课程思政"视域下高校教师人文素养的培育 [J]. 高教学刊，20220（09）：171.

重要向导，其一言一行都会对广大学生产生重要影响。在实践中，大学教师要具备哲学的理性表达能力，在面对学生的时候，应表现出丰富的情感和健全的人格。只有拥有健全的人格，才会自然真实地表达情感，从而达到与学生共鸣，才能营造快乐、成功的课堂，才能让学生在潜移默化中吸取人文精神的精髓。广大教师，尤其是医学教师要时刻以身作则，始终坚持示范带动，"对待患者要和蔼亲切、热情真诚，友善温和、富有同情心和鼓舞力。切忌在工作中浓抹盛妆、作风慵懒、张皇失措、举止轻浮，更不可粗暴冲动、大声喧哗、喜怒无常"①，要给广大医学生种下"良善"的种子，并能逐渐发扬光大并且开花结果。也就是说，要引导广大教师尤其是医学教师把时间、精力投放在医学生人文精神培养的具体环节中，教育引导广大医学生深入学习人文精神，并将其内化为自身的行动，为医学生成为合格的医生或医师奠定坚实的基础。

第三，教师要着力践行人文精神。医学生人文精神作为一种职业操守、职业道德和行为习惯的滋养与强化，是培养或形成良好医德的重要过程。而开展医学生人文精神培育，归根结底是对医学生的职业性规范和职业性培养，教师践行人文精神，能够通过鲜活的事例或鲜明的个性为广大医学生增强视觉冲击力和情感冲击力，让他们真切感受到美好的、良善的教师就是"人文精神"的显像表达，这些人文精神的传播者，借助于自身的"优雅"，把医疗医学的使命担当、职业秉承和规范行为等一点一滴地融入人文精神培育的全过程，"职业活动是检验每一个医务工作者职业道德品质和医疗职业能力高低的试金石。在职业活动的实践中，应强化职业道德基础知识的运用，强化医疗职业行为的规范，强化医疗卫生行业职业道德和行为规范的掌握与遵守""把内心形成的职业道德情感、意志和信念转化为自己自觉的职业道德行为，并指导自己的医疗卫生职业实践"②，能够促使学生在脑海深处打上"精神的烙印"，为学生深深埋下"记忆的种子"。

4. 提高教师红医素养，丰富教师红医理念

教师的个人素质在教学中是至关重要的。教师观点的输出会极大影响学生的观念，要提高教师队伍中"半路出家"的教师的水平。同时，教师

① 李钧，宋伟. 医学生职业素养教育[M]. 北京：高等教育出版社，2018：89.
② 李钧，宋伟. 医学生职业素养教育[M]. 北京：高等教育出版社，2018：89.

要为课程做好准备，理顺红医背后的故事，体会红医精神，升级教师的观念。另外，还要加强教师对红医的重视程度，使得教师保持教学的激情，精心做好教案，把相适应的红医故事融入医学人文课程的教学当中，这样做能够很好地吸引学生的注意，提高教学效果。提高教师素质，应当促进教师不唯分数论，重视学生人文素质的培养与提高。教师要促进个人思想进步，增大对新知识的接受程度，注重个人水平的进步，钻研红医精神与医学人文课程的有效结合途径，让学生乐于学习、接受红医精神，培养学生的人文素养。注意提高教师素质，应当有计划、有组织培训教师。如邀请有专研红医背景、有医学人文教育背景的双重素质专家为年轻教师做培训，组织教师重走红医路等形式提升教师素质，以此促进教师观念的进步，使教师积极创新、不懈学习、提升自己，为课程做好充分的准备，走好育人的第一步。

（四）构建课程思政教学

以习近平同志为核心的党中央高度重视思想政治教育，并且对于加强高校课程思政建设提出了要求："要坚持显性教育和隐性教育相统一，挖掘其他课程和教学方式中蕴含的思想政治教育资源，实现全员全程全方位育人。"①红医文化的内容符合医学生课程思政发展的需求，可以作为构建医学生课程思政的内容之一。向红医文化融入医学课程思政可以从以下两种思路开展：第一种是凝练出红医文化与所有医学专业都匹配的教学内容，这样的内容一般都偏向于培养医学生的思想道德品质和职业道德素养，对所有的医学生来说都是必须具备的品质。第二种是根据医学生所学专业不同，有针对性地对其专业所需要具备的人文素养而设计课程思政的内容。比如，临床医学可以通过对"红色医生"救死扶伤的精神引导学生要懂得敬畏生命；诊断学可以通过红医文化的传承与发扬引导医学生对疾病诊断要有严谨细致的科学态度，对诊断技术手段合理运用；传染病学可以通过介绍红色医疗卫生的传染病管控的体制，以及中国共产党领导的医疗卫生系统在传染病防控方面的重大事件及成就，为传染病专业的医学生职业素

---

① 张烁. 用新时代中国特色社会主义思想铸魂育人 贯彻党的教育方针落实立德树人根本任务 [N]. 人民日报, 2019-03-19.

养的形成提供了生动的对照榜样，等等。这两种课程思政的思路相结合，有助于课程思政全面对医学生思想政治道德品质的形成施加影响，也为红医文化融入医学院校人文精神培育打开了更多的入口。

（五）形成评价反馈环路

目前，各高校基本建立了医学生人文精神培育的评价制度，但是评价制度上还存在应付检查、单纯增加活动数量、评价主体不全面等实质性的问题。为了更好地得到评价反馈，对培育主体的形成性评价和过程性评价要有一定的量化标准和及格率，建立多元化评价机制，形成红医文化融入思想政治教育的反馈环路。

一方面，要完善评价机制。首先，医学院校要提高红医文化融入医学生人文精神培育的重视，将人文精神培育纳入学校的培养目标，为祖国培育出拥有家国情怀、勇担使命的复合型医卫人才，体现医学院校教学目标育人导向。其次，医学院校要成立专家小组对红医文化融入效果的评价指标、评价目标进行科学评估，确保评价机制的合理性和科学性。最后，要完善各二级院系学生工作评价机制。医学院校各二级部门之间的学生工作要完善评价机制，理顺学生工作职能部门之间的关系，重要的是要加强和规范领头部门的主体责任，做好师德师风建设，切实做好弘扬红医文化育人工作，自下而上地形成一套完整的评价体系。

另一方面，注重医学生的主体价值，进行全方位评估。应根据医学生自身发展的需要、综合素质水平，将过程性评价和形成性评价有机结合起来，进行全方位的评估。一是评价医学生的政治认同。将评估的重点放在对红医文化实践的政治认同和情感认同上，面对在新冠疫情中恶意抹黑中国的言论，医学生是否保持清醒的头脑、对祖国有清醒的认知，是否做到不传谣、不信谣，是否对家国情怀有很高的政治认同。二是评价要全面。围绕医学生对红医文化融入过程中的"知、情、信、意、行"五个方面的情感态度为指标来考察医学生的价值观念、情感态度及践行情况的变化，综合运用多维评价方式，综合考察医学生的人文素养，实现全方位、动态式的精准评价。例如，《中国医科大学"十三五"改革与发展规划纲要》中明确提出，要以红医精神为引领，大力推进大学生思想政治教育和德育工作，引领师

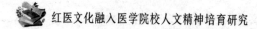

生"知医大史、承医大魂"。同时，完善学科考核评价体系，将思政内容作为科室及教师重要的考核指标之一。

参 考 文 献

1. 经典著作

[1] 中共中央马克思恩格斯列宁斯大林著作编译局. 马克思恩格斯全集（第1卷）[M]. 北京：人民出版社，1956.

[2] 中共中央马克思恩格斯列宁斯大林著作编译局. 马克思恩格斯全集（第23卷）[M]. 北京：人民出版社，1972.

[3] 中共中央马克思恩格斯列宁斯大林著作编译局. 马克思恩格斯全集（第42卷）[M]. 北京：人民出版社，1979.

[4] 中共中央马克思恩格斯列宁斯大林著作编译局. 马克思恩格斯全集[第46卷（上）][M]. 北京：人民出版社，1979.

[5] 中共中央马克思恩格斯列宁斯大林著作编译局. 马克思恩格斯全集（第40卷）[M]. 北京：人民出版社，1982.

[6] 中共中央马克思恩格斯列宁斯大林著作编译局. 马克思恩格斯全集[第46卷（下）][M]. 北京：人民出版社，1980.

[7] 毛泽东选集（第3卷）[M]. 北京：人民出版社，1991.

[8] 毛泽东选集（第4卷）[M]. 北京：人民出版社，1991.

[9] 邓小平. 邓小平文选（第三卷）[M]. 北京：人民出版社，1993.

[10] 中共中央马克思恩格斯列宁斯大林著作编译局. 马克思恩格斯全集（第3卷）[M]. 北京：人民出版社，2002.

[11] 中共中央马克思恩格斯列宁斯大林著作编译局. 马克思恩格斯文集（第1卷）[M]. 北京：人民出版社，2009.

[12] 中共中央马克思恩格斯列宁斯大林著作编译局. 马克思恩格斯选集（第1卷）[M]. 北京：人民出版社，2012.

[13] 中共中央马克思恩格斯列宁斯大林著作编译局. 马克思恩格斯选集

（第3卷）[M]. 北京：人民出版社，2012.

[14] 江泽民. 江泽民文选（第一卷）[M]. 北京：人民出版社，2006.

[15] 胡锦涛. 胡锦涛文选[M]. 北京：人民出版社，2016.

2. 报纸

[1] 习近平在北京大学考察时强调：青年要自觉践行社会主义核心价值观与祖国和人民同行努力创造精彩人生[N]. 人民日报，2014-05-05.

[2] 李明. 引导网民慎识慎思慎言慎独[N]. 光明日报，2015-04-21.

[3] 陈城，王营整理. 中国传统文化的基本精神与现代传承[N]. 光明日报，2015-05-16.

[4] 肖佳. 你的沟通方式决定孩子的未来——每个人是否或多或少在*同学身上找到自己的影子[N]. 中国教育报，2015-06-15.

[5] 李鸿忠. 奏响劳动托起中国梦的时代强音[N]. 光明日报，2015-06-16.

[6] 刘博智. 突出医学人才培养标准化规范化——国务院学位办负责人就三专业学位研究生培养方案及同等学力人员授予学位工作答记者问[N]. 中国教育报，2015-06-19.

[7] 陈晓阳. 做一个善于合作的人[N]. 光明日报，2015-07-29.

[8] 凯麟. 培育和践行社会主义敬业观[N]. 光明日报，2015-09-09.

[9] 王石川. 理顺医患纠纷需以"理"服人[N]. 人民日报，2016-01-18.

[10] 郭齐勇. 王阳明的坎坷人生与思想智慧[N]. 光明日报，2016-05-19.

[11] 刀文. 请为机器人戴上"镣铐"[N]. 光明日报，2016-05-29.

[12] 让-保罗·德拉艾. 杀人机器人：危险不科幻[N]. 徐寒易，译. 光明日报，2016-05-29.

[13] 田雅婷，金振娅. 人文精神是医学的核心价值——专家学者共话医学人文精神的重拾与广大[N]. 光明日报，2016-07-22.

[14] 白剑峰. 良医当有工匠心[N]. 人民日报，2016-07-22.

[15] 张学森. 我们需要什么样的敬业观[N]. 学习时报，2016-08-04.

[16] 习近平在全国卫生与健康大会上强调——把人民健康放在优先发展战略地位 努力全方位全周期保障人民健康[N]. 人民日报，2016-08-24.

[17] 肖凌之. 君子慎独[N]. 光明日报，2016-11-07.

[18] 张烁. 用新时代中国特色社会主义思想铸魂育人 贯彻党的教育方针落

实立德树人根本任务[N]. 人民日报，2019-03-19.

[19] 习近平. 在统筹推进新冠肺炎疫情防控和经济社会发展工作部署会议上的讲话[N]. 光明日报，2020-02-24.

[20] 于双阳，崔瑞兰. 医学人文精神培育的价值及实践路径[N]. 中国人口报，2020-05-15.

[21] 习近平. 在全国抗击新冠疫情表彰大会上的讲话[N]. 人民日报，2020-09-08.

[22] 习近平在党史学习教育动员大会上强调 学党史悟思想办实事开新局 以优异成绩迎接建党一百周年[N]. 人民日报，2021-02-21.

[23] 习近平. 把保障人民健康放在优先发展的战略位置坐立构建优质均衡的基本公共教育服务体系[N]. 人民日报，2021-03-07.

[24] 习近平对革命文物工作作出重要指示：强调切实把革命文物保护好管理好运用好 激发广大干部群众的精神力量[N]. 光明日报，2021-03-31.

3．论文专著

[1] 恩格斯. 自然辩证法[M]. 北京：人民出版社，1971.

[2] 张廷玉等. 明史[M]. 北京：中华书局，1974.

[3] 周恩来. 周恩来选集[M]. 北京：人民出版社，1980.

[4] 休谟. 人性论[M]. 关文运，译. 北京：商务印书馆，1980.

[5] 杜治政. 要重视医学的总体研究[J]. 医学与哲学，1982（06）.

[6] 艾芙·居里. 居里夫人传[M]. 左明彻，译. 北京：商务印书馆，1984.

[7] 费尔巴哈. 费尔巴哈哲学著作选集（下卷）[M]. 荣藤华等，译. 北京：商务印书馆，1984.

[8] 贺诚传[M]. 北京：解放军出版社，1984.

[9] 潘春梁. 马克思主义者怎样看待人的价值和人生价值[J]. 学习与探索，1984（01）.

[10] 冯彩章，李葆定. 贺诚同志同东北解放战争的卫生工作（上）[J]. 医院管理，1984（08）.

[11] 幸德秋水社会主义精髓[M]. 马采，译. 北京：商务印书馆，1985.

[12] 杨泉. 物理论[M]. 清平津馆从书本，1985.

[13] 戴维·波普. 社会学（上）[M]. 刘云德，王戈，译. 沈阳：辽宁人民出版社. 1987.

[14] 李極. 医学入门[M]. 南昌：江西科学技术出版社，1988.

[15] 辞海编辑委员会. 辞海[M]. 上海：上海辞书出版社，1989.

[16] 丘详兴. 医德学概论[M]北京：人民卫生出版社，1990.

[17] 唐君毅. 人生之体验续篇//唐君毅全集（卷3）[M]. 台北：台湾学生书局，1990.

[18] 中共中央文献研究室. 邓小平同志论加强党和人民群众的联系[M]. 北京：中国工人出版社，1990.

[19] 朱潮，张慰丰编著. 新中国医学教育史[M]. 北京医科大学；中国协和医科大学联合出版社. 1990.

[20] C. P. 斯诺. 两种文化[M]. 纪树立，译. 北京：生活读书新知三联书店，1994.

[21] 苗立田. 亚里士多德全集（第8卷）[M]. 北京：中国人民大学出版社，1994.

[22] 鲁洁，王逢贤. 德育新论[M]. 南京：江苏教育出版社，1994.

[23] 邓晓芒. 灵之舞——中西人格的表演性[M]. 北京：东方出版社，1995.

[24] 贺达仁. 技术医学时代与高扬科学、人文精神[J]. 医学与哲学，1996（11）.

[25] N. 维纳. 控制论[M]. 郝季仁译，北京：新华出版社，1997.

[26] 让—罗尔·布约克沃尔德. 本能的缪斯——激活潜在的艺术灵性. 王毅等，译. 上海：上海人民出版社，1997.

[27] 张力伟等. 康熙字典通解（中）[M]. 长春：时代文艺出版社，1997.

[28] 孙隆椿. 毛泽东卫生思想研究丛书（上）. [M]. 北京：人民卫生出版社，1998.

[29] 曾世荣. 活幼心书[M]天津：天津科学技术出版社，1999.

[30] 袭信. 龚廷贤医学全书[M]北京：中国中医药出版社，1999.

[31] 怀抱奇. 古今医彻//珍本医书集成（第2册）[M]. 北京：中国中医药出版社，1999.

[32] T·卡莱尔. 文明的忧思[M]. 宁小银，译. 北京：中国档案出版社，

1999.

[33] 陈嘉映. 《存在与时间》读本[M]. 北京：生活·读书·新知三联书店，1999.

[34] 塞缪尔·斯迈尔斯. 品格的力量[M]. 刘曙光等，译. 北京：北京图书馆出版社，1999.

[35] 亚里士多德尼各马科伦理学[M]. 苗力田，译. 北京：中国社会科学出版社，1999.

[36] 刘易斯·托马斯. 细胞生命的礼赞——一个生物学观察者的手记[M]. 李绍明，译. 长沙：湖南科学技术出版社，1999.

[37] Ludmerer K M.Time to Heal:American Medical Education from the Turn of the Century to the Era of Managed Care[M].New York:Oxford University Press，1999.

[38] 王一方. 敬畏生命——生命、医学与人文关怀的对话[M]. 南京：江苏人民出版社，2000.

[39] 马克思. 1844年经济学哲学手稿[M]. 北京：人民出版社，2000.

[40] 江泽民. 论"三个代表"[M]. 北京：中央文献出版社，2001.

[41] 吴忠民. 马克思恩格斯公正思想初探[J]. 马克思主义研究，2001（04）：68-77.

[42] 帕斯卡尔. 帕斯卡尔思想录[M]. 何兆武，译. 西安：山西师范大学出版社，2003.

[43] 希波克拉底. 希波克拉底誓言：警戒人类的古希腊职业道德圣典[M]綦彦臣，译. 北京：世界图书出版公司北京公司，2004.

[44] 龚育之. 科学与人文：从分隔走向交融[J]. 毛泽东邓小平理论研究，2004（01）：14-26.

[45] 蒯强. 法国医学院校人文社会科学课程及其特色[J]. 复旦教育论坛，2004（01）：93-95.

[46] 伊曼努尔·康德. 论教育学（附系科之争）[M]赵鹏，何兆武，译. 上海：上海人民出版社，2005.

[47] 唐君毅. 人生之体验[M]. 南宁：广西师范大学出版社，2005.

[48] 王东莉. 德育人文关怀论[M]. 北京：中国社会科学出版社，2005.

[49] 顾文兵. 传统文化中"修身"思想与思想政治教育现时性之思考[J]. 成都教育学院学报, 2006（03）: 17-19.

[50] 希波克拉底. 希波克拉底文集[M]. 赵洪钧等, 译. 北京: 中国中医药出版社, 2007.

[51] 吴立娟, 彭晓霞, 王嵬. 英国现代医学学位体系及其特点研究[J]. 学位与研究生教育, 2007（04）: 71.

[52] 杨东亮, 徐明生, 黄万武, 等. 德国医学学位教育的研究与启示[J]. 学位与研究生教育, 2007（05）: 73-76.

[53] 解继胜, 黄赞松. 日本医学教育特点及对我国医学生素质拓展的启示[J].中国高等医学教育, 2007（10）: 40-41.

[54] 甄志亚. 中国医学史[M]. 北京: 人民卫生出版社. 2008.

[55] 中共中央文献研究室. 十六大以来重要文献选编下[M]. 北京: 中央文献出版社. 2008.

[56] 杜治政. 守住医学的疆界[M]. 北京: 中国协和医科大学出版社, 2009.

[57] 何中华. 重读马克思[M]. 济南: 山东人民出版社, 2009.

[58] Richard L Cruess,Sylvia R Cruess,Yvonne Steinert.Teaching Medical Professionalism[M].New York:Cambridge University Press，2009.

[59] 肖群忠. 敬业精神新论[J]. 燕山大学学报（哲学社会科学版）, 2009（02）: 28-32.

[60] 王利军. 古巴医疗模式对我国医疗改革的启示[J]. 药学教育, 2009, 25（04）: 1-3.

[61] 杨咏. 文化自觉: 医学人文素质教育发展的价值资源[J]. 医学与哲学（人文社会医学版）, 2009, 30（07）: 65-66.

[62] 俞方. 美国医学课程改革历程探索[M]. 北京: 人民卫生出版社. 2010.

[63] 何仁富. 生命教育引论[M]. 北京: 中国广播电视出版社, 2010.

[64] Nikendei C, 汪青. 德国医学教育[J]. 复旦教育论坛, 2010, 8（01）: 93-96.

[65] 荣桦, 余珊. 论高校医学专业学生专业素质和职业素质的培养[J]. 思想战线, 2010, 36（S2）: 231-233.

[66] 希波克拉底. 医学原本[M]李梁, 译. 南京: 江苏人民出版社, 2011.

[67] 刘衍永，刘永利. 论马克思主义的生命观[J]. 南华大学学报（社会科学版），2011，12（03）：16-21.

[68] 张莉. 马克思主义语境下人生价值取向探析[J]. 理论学刊，2011（08）：45-47.

[69] 本书编写组. 伦理学[M]. 北京：高等教育出版社，2012.

[70] 金旭. 哈佛医学院人文教育的思考[J]. 首都医科大学学报（社会科学版），2012（00）：378-380.

[71] 张云秋，于双成. 日本医学本科教育课程规划的分析及其启示[J]. 中国高等医学教育，2012（01）：123-124，147.

[72] 宫福清，戴艳军. 正确认识医学人文知识与医学人文精神的关系[J]. 自然辩证法研究，2012，28（05）：103-106.

[73] 张亚南，黄柳桓，梁宪红. 日本PBL医学教育一览[J]. 中国高等医学教育，2012（06）：6-7，12.

[74] 逢先知. 毛泽东年谱（1893-1949）：上卷[M]. 北京：中央文献出版社，2013.

[75] 张尊超，刘黄. 师道师说：张岱年卷[M]. 北京：东方出版社，2013.

[76] 邹长青，赵群，孙海涛. 医学教育之人文思考——从"工具理性主义"到医学人文的融合[J]. 中国卫生事业管理，2013，30（03）：211-212，221.

[77] 蔡鸿新. 闽太中医药文献选编[M]. 厦门：厦门大学出版社，2014.

[78] 十八大以来重要文献选编（上）[M]北京：中央文献出版社，2014.

[79] 帕斯卡尔思想录[M]. 何兆武，译. 天津：天津人民出版社，2014.

[80] 付玉红. 俄罗斯高中与大学衔接的教育模式探析[J]. 现代中小学教育，2014（12）：106-109.

[81] 陈万柏，张耀灿. 思想政治教育学原理（第三版）[M]. 北京：高等教育出版社，2015.

[82] 张蕾. 教师作为示范性群体在立德树人中的引导作用[J]. 教育参考，2015（01）：99-102.

[83] 陈志超，陈瑞丰. 社会主义核心价值观与大学生人文精神培育探究[J]. 思想教育研究，2015（03）：47-50.

[84] 杜治政. 医学生的培养目标与人文医学教学[J]. 医学与哲学（A），2015，36（06）：1-6.

[85] 温金英，张爱萍. 红色基因在大学生思想政治教育中的传承研究[J]. 短篇小说（原创版），2015（26）：69-70.

[86] 李经纬，梁峻，刘学春. 中华医药卫生文物图典[M]. 西安：西安交通大学出版社，2016.

[87] 姜德君. 教育学原理[M]. 北京：清华大学出版社，2016.

[88] 刘善玖，钟继润. 中央苏区卫生工作史料汇编[M]. 北京：解放军出版社，2017.

[89] 牟方志. 马克思主义生命观的内在张力[J]. 人民论坛，2017（13）：190-191.

[90] 周金堂. 把红色资源红色传统红色基因利用好发扬好传承好[J]. 党建研究，2017（05）：46-48.

[91] 张燕，丁宏. 日本医学教育改革基本思路及对我国医学教育改革方面的启示[J]. 中国农村卫生事业管理，2017，37（06）：637-638.

[92] 汪行舟. 四字攻略激活红医精神[J]. 江西教育，2017（C2）：52.

[93] 李钧，宋伟. 医学生职业素养教育[M]. 北京：高等教育出版社，2018.

[94] 陈悦，谷军，魏忠明. 论社会主义核心价值观之"敬业"观对马克思劳动观的丰富和发展[J]. 学校党建与思想教育，2018（04）：8-10.

[95] 王锋旗，万永勇，汪行舟. 红医精神立德树人的实践之路[J]. 江西教育，2018（C2）：17-19.

[96] 刘永君，李宇遐，胡乃宝. 论协同推进医学院校人文精神塑造[J]. 中国卫生事业管理，2018，35（12）：926-928，951.

[97] 国家卫生健康委员会. 2019中国卫生健康统计年鉴[M]. 北京：中国协和医科大学出版社，2019.

[98] 王永平. 爱国要以奉献精神为起点[J]. 人民论坛，2019（12）：130-131.

[99] 赵婷. 浅析教师魅力在医学人文课程中的作用[J]. 中国医学人文，2019，5（10）：21-23.

[100] 夏玉琼. 医患冲突话语中患者对医生身份的解构研究[J]. 医学与哲

学，2019，40（12）：53-56.

[101] 孙帮寨，曾新华. 论抗日战争时期中国共产党的医疗卫生实践与红医精神[J]. 赣南医学院学报，2019，39（07）：748-752.

[102] 王琳，董杨. 医学生人文修养教程[M]. 北京：高等教育出版社，2020.

[103] 中共中央党史和文献研究院. 习近平关于统筹疫情防控和经济社会发展重要论述选编[M]. 北京：中央文献出版社，2020.

[104] 庞景元. 基于医患关系的医学生人文知识培养探析[J]. 中西医结合心血管病电子杂志，2020，8（12）：191.

[105] 胡志民. 新时代医学生人文素质教育的实施路径[J]. 医学研究杂志，2020，49（06）：175-177.

[106] 杨玉成. 马克思主义实践论的人与自然观[J]. 人民论坛，2020（19）：82-85.

[107] 王永智，王牡丹. 抗疫应彰显中华传统"天人合一"的道德信念观[J]. 道德与文明，2020（05）：23-27.

[108] 李有桂，吴祥，朱成锋，等. "课程思政"视域下高校教师人文素养的培育[J]. 高教学刊，20220（09）.

[109] 郭秀芝，宗继光. 传承"红医"精神 培养白衣天使中国医科大学将立德树人融入教育教学全过程[J]. 中国卫生人才，2020（10）：17-20.

[110] Molly Cooke, David M.Irby, Bridget C.O'Brien. 医生的培养：医学院校教育与住院医师培训的改革倡议[M]. 张抒扬，潘慧，译. 北京：中国协和医科大学出版社，2021.

[111] 彭树涛. 构建卓越医生育人体系[J]. 中国高等教育，2021（Z1）：9-11.

[112] 唐财兴，康贤妹. 医学人文精神于和谐医患关系的构建[J]. 中国医学人文，2021，7（04）：18-20.

[113] 孙颖，张健，韩水平，等. 医学人文教育融入专业课程教学的实践探索——以病理学课程为例[J]. 卫生职业教育，2021，39（17）：68-70.

[114] 柳云，边林. 疫苗工程本体论哲学论纲——从疫苗发展史出发的思考[J]. 医学与哲学，2021，42（14）：11-15，25.